普通高等教育"十三五"规划教材
全国高等院校医学实验教学规划教材

编审委员会主任委员　马晓健
编写委员会总主编　邬贤斌

组织学与胚胎学
图解实验与实训指导

主　　编　柳　洁
副主编　张雪梅　刘　方　杨懿农
编　　委（按姓氏笔画排序）

王焕文（铜仁职业技术学院）　　　王喜梅（湖南医药学院）
向长和（湖南医药学院）　　　　　向宣安（湖南医药学院）
刘　方（湖南医药学院）　　　　　刘春燕（新疆医科大学高职学院）
刘品月（湖南医药学院）　　　　　汤银娟（湘南学院）
李　莉（湖南医药学院）　　　　　杨　扬（湖南医药学院）
杨懿农（湖南医药学院）　　　　　张雪梅（湖南医药学院）
林卡莉（赣南医学院）　　　　　　柳　洁（湖南医药学院）
姚志勇（湖南医药学院）　　　　　蒋　洁（长沙卫生职业学院）
谢正兰（湖南医药学院）　　　　　潘永明（黔东南民族职业技术学院）

切片制作　柳　洁　李　莉　向宣安
电脑制作　周天亮　杨懿农　柳　洁

科学出版社
北　京

内 容 简 介

本教材根据本科教学大纲的要求编写，并进行了较大改革。全书共二十项实验，分为图解实验指导和实训练习两部分。

图解实验指导主要特色是打破了常规的实验教材编写形式，把改革核心放在"图解"之上，使学生在领悟"图解"内容的基础上再进行实训练习；实训练习对实验报告进行全面改革，将过去单一的绘图练习改变为生动活泼、形式多样的图学实训，既结合镜下观察进行填图、填空、选择连线等多项训练。把理论知识和实验技能结合起来，使学生深入地掌握组织学与胚胎学的基本内容，达到融会贯通和触类旁通的目的，提高学生分析问题与解决问题的能力。

本书适用于医学院校各专业层次的组织学与胚胎学实验教学，也可作为医学相关专业工作人员的参考用书。

图书在版编目（CIP）数据

组织学与胚胎学图解实验与实训指导 / 柳洁主编 . —北京：科学出版社，2018.2

普通高等教育"十三五"规划教材·全国高等院校医学实验教学规划教材

ISBN 978-7-03-055951-7

Ⅰ.①组… Ⅱ.①柳… Ⅲ.①人体组织学－实验－医学院校－教学参考资料 ②人体胚胎学－实验－医学院校－教学参考资料 Ⅳ.① R32-33

中国版本图书馆 CIP 数据核字（2017）第 316697 号

责任编辑：周　园 / 责任校对：郭瑞芝
责任印制：赵　博 / 封面设计：陈　敬

科学出版社 出版
北京东黄城根北街 16 号
邮政编码：100717
http://www.sciencep.com

北京汇瑞嘉合文化发展有限公司 印刷
科学出版社发行　各地新华书店经销
*
2018 年 2 月第 一 版　开本：787×1092　1/16
2018 年 2 月第一次印刷　印张：12 1/4
字数：270 000

定价：59.80 元

（如有印装质量问题，我社负责调换）

全国高等院校医学实验教学规划教材
编审委员会

前　言

　　组织学与胚胎学是一门重要的医学基础课程，同时也是医学生的必修课程和先修课程。在长期的实验教学工作中，我们感觉到传统的《组织胚胎学实验指导》内容烦琐、编排呆板，不利于实验教学。针对这一现状，我们组织编写了这本《组织学与胚胎学图解实验与实训指导》。

　　本书是根据"十二五"普通高校教育本科国家级规划教材——邹仲之教授主编的《组织学与胚胎学》（第8版）（人民卫生出版社）的内容，按实验教学要求和进度编排的。内容主要包括组织学与胚胎学图解实验指导与实训练习两部分。本书在文字上力求简明扼要，突出重点；在教学方法上力求生动活泼，形式多样。根据教学大纲的要求，我们严格地组织实验内容，科学地选择实验材料。组织切片均有取材、染色和观察方法的说明。本书的亮点在于用大量的不同倍数的组织切片镜下观来图解实验指导，在其基础上与实训练习融为一体。本书对原来的实验报告进行了改革，将过去单一的绘图练习改变为全方位的图学实训，即学生结合镜下观察进行填图、填空、选择连线等多项训练。学生在实验课中要充分利用各种标本和资料，认真观察，独立思考，把理论知识和实验技能结合起来，全面深入地掌握组织学与胚胎学的基本内容，达到融会贯通和触类旁通，全方位地提升自身分析问题与解决问题的能力。

　　本书由湖南医药学院、江西赣南医学院等的老师们在多年教学经验的基础上，经多次使用反复修订而成。教学标本是技术人员积数十年经验，不断改进、不断完善精制而成。由于现代科学进展迅速，组织学教学内容也在逐年更新，本书难免有瑕疵或纰漏，希望读者多提宝贵意见，以利于今后改进和提高。

编　者

2017 年 12 月

目　　录

实验一　普通生物显微镜的构造、使用和维护实验

【学习目标】

1. 能正确识别普通生物显微镜的结构、各部件的名称及功能。
2. 熟练地操作普通生物显微镜。
3. 掌握普通生物显微镜的维护。

【实验内容】

一、实验室规则

1. 实验前必须复习理论课内容，做好每次实验课的预习，了解本次实验的目的和内容。
2. 实验课应带教科书、本册教辅书（《组织学与胚胎学图解实验与实验指导》）、绘图铅笔（普通 HB 铅笔和红蓝铅笔）、橡皮和尺子等。
3. 穿好工作服，提前 10 分钟到达实验室，不得迟到早退，不得随意离开实验室。
4. 关闭任何通信工具。
5. 按指定编号使用普通生物显微镜，不得擅自拆卸和更换显微镜的部件；实验课完毕，将切片按号码插入切片盒，并把普通生物显微镜和切片盒放回原处。
6. 认真做好每次实验报告，并按时交老师批改。
7. 值日生负责打扫卫生，关好水、电与门窗。

二、普通生物显微镜的构造、使用和维护

1. 普通生物显微镜的构造　普通生物显微镜（图 1-1）主要由机械系统和光学系统两部分装置组成。

图 1-1　普通生物显微镜

1. 目镜　2. 物镜转换器　3. 物镜　4. 切片夹　5. 推片器　6. 载物台　7. 聚光器　8. 虹彩光圈　9. 平台移动旋钮　10. 触摸式微调手轮　11. 随机定位装置　12. 镜座　13. 光源调节旋钮　14. 镜臂　15. 粗调节旋钮　16. 细调节旋钮　17. 细调节旋钮　18. 聚光器旋钮

1

（1）机械系统装置

1）镜座：在最下部，起支持作用。

2）镜臂：呈弓形，作支持和握取之用。

3）物镜旋转盘：上接镜筒，下嵌接物镜，可通过其旋转更换物镜。

4）载物台：放置切片的平台，中央有圆孔。载物台上有推进器和切片夹。

5）粗调节旋钮：用于低倍镜焦距的调节。

6）细调节旋钮：用于高倍镜焦距的调节。

（2）光学系统装置

1）目镜：可分 5×、7×、10×、15×。

2）物镜：可分低倍镜（10×）、高倍镜（40×）、油镜（100×）（显微镜放大倍数 = 目镜放大倍数 × 物镜放大倍数）。

3）聚光器：位于载物台下，可上下移动。内装虹彩光圈，可开大和缩小。

4）反光镜：位于镜座上，通过其旋转，可将光线集中至聚光器。反光镜有平、凹两面，平面镜反射光弱，可用于强光源；凹面镜反射光强，用于弱光源。若显微镜使用灯光照明系统，则不用反光镜。

2. 普通生物显微镜的使用

（1）准备：一手握持显微镜的镜臂，另一手托住镜座，将其放置于桌面。显微镜距桌沿的距离不得少于 10cm。课间休息离开座位时，应将显微镜移向桌面中央，以免碰落损坏（图 1-2）。

（2）对光：上升聚光器，放大虹彩光圈。转动物镜旋转盘，将低倍物镜对正载物台的圆孔，转动粗调节旋钮使载物台距物镜约 5mm。用左眼从目镜观察，同时转动反光镜对向光源进行采光，至整个视野达到均匀而明亮的圆形白色光区为止。注意勿采日光的直射光线（图 1-2）。

（3）装片：将组织切片装入载物台的切片夹内（注意盖玻片向上），用推进器将切片推至物镜下（图 1-3）。

图 1-2　普通生物显微镜的使用——准备、对光　　图 1-3　普通生物显微镜的使用——装片

（4）观察方法：使用双目显微镜，应左右眼同时观察，书写或绘图时，将双眼移开；使用单目显微镜，则用左眼观察，以左手操纵粗、细调节旋钮，以右手书写或绘图（图1-4）。

（5）低倍镜观察：从侧面观察低倍镜头，旋转粗调节旋钮使镜头接近切片为止（注意镜头不能接触切片）。从目镜观察，慢慢转动粗调节旋钮，使载物台下降至物像清楚为止，同时旋转细调节旋钮，边旋转边观察，直到视野物像清晰为止（图1-5）。

图1-4　普通生物显微镜使用——观察方法

图1-5　普通生物显微镜的使用——低倍镜观察

（6）高倍镜观察：需转换高倍镜时，必须先在低倍镜下将要观察的部分移到视野正中，然后直接转换高倍镜头（图1-6）。此时，镜下物像隐约可见，再稍微转动细调节旋钮即可看清物像。

（7）油镜观察：需用油镜观察时，先用高倍镜作初步观察后，降下载物台，在切片上滴上微量香柏油，再将油镜下降接近切片并浸泡于油内。用微调节对好焦，移动推进器搜寻切片中的组织细胞结构。观察完毕后，须用擦镜纸沾少许二甲苯将物镜及切片上的油拭去，再用干净擦镜纸轻轻拭抹镜头。

（8）显微镜恢复零位：实验完毕，取下切片，并将其放回切片盒内；反光镜镜面呈左右方向竖立，将物镜转成"八"字形，下降载物台至最低位置，关闭虹彩光圈，关掉光源（图1-7），盖上镜罩，填写好使用卡。

图1-6　普通生物显微镜的使用——高倍镜观察

图1-7　普通生物显微镜的使用——恢复零位

3.光学显微镜的保护

（1）搬动显微镜要轻拿轻放，使用显微镜要严格遵守操作规程。

（2）显微镜必须经常保持清洁。机械部分可用纱布或绸布擦净，光学部分（反光镜除外）只能用擦镜纸轻轻试擦，严禁用手或其他物品擦拭，以防污损。

（3）油镜使用后，应立即用擦镜纸沾少量二甲苯将镜头擦净。

（4）显微镜部件不得拆卸或互相调换，若有故障，应立即报告老师进行处理，不得自行修理。

（5）显微镜用毕，应将物镜转离载物台中央的圆孔，并下降载物台，放回原处。

（6）打扫实验室卫生前，必须将显微镜放入柜中，以免灰尘沾污。

三、石蜡切片标本的制作

1.取材和固定　根据需要取出人或动物的新鲜组织，其大小为 0.5～1.0cm^3，并立即投入固定液体中固定 6～24 小时。固定的主要目的是使组织内的蛋白质凝固，以保持原来的形态结构。常用的固定液有以下几种：① 10% 中性福尔马林（Formalin）；② Susa 液；③ Zenker's 液；④ Heller's 液；⑤ Bouin's 液。

2.脱水和包埋　普通固定液多是水溶液，必须先脱去组织内的水分，为浸蜡创造条件。脱水剂通常是乙醇，将组织块从低浓度的乙醇移至高浓度的乙醇，去净组织内的水分。然后用二甲苯替代乙醇，组织块浸入二甲苯后逐渐变得透明。再将组织块置入溶解的石蜡液中，使石蜡浸入组织并替换出二甲苯。最后将组织块包埋于石蜡内，使组织产生一定的硬度，便于切片。

3.切片　将蜡块粘于木块上，用切片机切成 5～6μm 厚的薄片。把切下的薄片贴附于有蛋白甘油的载玻片上，置温箱中烤干。

4.染色　染色的目的是使组织内不同结构染上不同的颜色，以利于显微镜观察。染色的方法很多，根据观察与研究目的不同而选用。组织学和病理学教学标本最常用的是苏木精（hematoxylin）和伊红（eosin）染色法，简称 HE 染色。

苏木精的水溶液显碱性，可将组织中的酸性物质染成蓝色，如细胞核内的染色质、细胞质内的核糖体、软骨的基质和黏液等。伊红的水溶液显酸性，可将组织中的碱性物质染成红色，如细胞质的普通蛋白质、核仁和胶原纤维等。

染色的步骤是将切片放入二甲苯中使石蜡脱净，然后经乙醇（高浓度至低浓度）入水，再用苏木精和伊红分别染色。

5.组织切片的染色法　常用的 HE 染色法只能显示组织的一般结构，不能显示组织的所有结构。某些结构或成分需用特殊染色法或组织化学方法等才能显示，如网状纤维、嗜银细胞、网织红细胞、线粒体等。

6.脱水和封固　染色后的切片经乙醇（由低浓度至高浓度）脱水，二甲苯透明后，再在切片上滴加适量树胶，将盖玻片放在树胶上，待干后即可观察和长期保存。

四、观察切片应注意的问题

1. **全面而系统地观察切片**　先用肉眼观察切片标本，熟悉标本的大体形态，寻找要观察的大致部位。然后用低倍镜观察标本的全貌、结构层次或组织分布，并选择典型结构，再转高倍镜进一步观察。

2. **建立组织与器官的立体结构图像**　一种组织或器官，通过不同部位和方向的切面，所显示的形态和结构通常不完全相同。因此，一般要求观察组织或器官的纵切面与横切面，并尽可能观察不同部位的切面，不要看到一种切面就了事。然后将不同切面的形态特点加以分析与综合，获得一个完整的立体结构图像。

3. **善用比较、分析与综合的方法，提高辨认能力**　在组织标本中，有些细胞、组织和器官的形态类似，如中性粒细胞与嗜酸粒细胞，复层扁平上皮与变移上皮，致密结缔组织与平滑肌组织，骨骼肌与心肌组织，淋巴结与脾脏，小肠与结肠，腮腺、颌下腺与胰腺，甲状腺与哺乳期乳腺，子宫增生期与分泌期等。应对其进行比较，经过综合分析，抓住各自的结构特点，从而达到区分不同结构的目的。

4. **理论与实践相联系**　有时切片所见与理论描述不完全一致，可能是组织或器官所处的生理状况不同所致，如甲状腺功能亢进时的滤泡细胞呈柱状，而功能低下时则呈扁平形；不同的物种组织结构也不尽相同，如猪的肝小叶边界较人的清楚，狗、猫的小肠腺潘氏细胞甚少或没有，甲状旁腺无嗜酸性细胞，兔、猫卵巢的间质腺较人的发达等；固定剂可致使组织结构发生改变，福尔马林可导致组织膨胀，乙醇可导致组织收缩；取材不及时或组织有病变，则细胞发生肿胀、核固缩，胞质显空泡，甚至有寄生虫等；切片刀有缺口，则造成组织发生纵行裂痕；浸蜡时间过长，则组织脆硬，易产生不规则裂纹；贴片时未充分展开，则组织重叠形成深染的条索状结构。因此，当标本出现与理论描述的形态不同时，应认真思考。

普通生物显微镜的构造、使用和维护实训练习

_____年_____月_____日   第_____周   星期_____   总分_____

一、看图填空（50分）

图1-01   双目生物光学显微镜

a._____

b._____

c._____

d._____

e._____

f._____

g._____

h._____

i._____

j._____

二、跟我学（50分）

1. 组织制片技术包括_____和_____两个基本过程。

2. 组织切片染色的方法较多，最常用的方法为_____和_____染色法，简称 HE 染色法。另外，组织细胞成分被苏木素染成蓝色，称为_____性；组织细胞成分被伊红染成红色，称为_____性；组织结构对苏木素和伊红均有一定的亲和力，称为性；用碱性甲苯胺蓝进行染色时，被染成红色，而不染成蓝色，这种色变现象称为_____性；将组织块置于硝酸银溶液中，细胞将硝酸银还原成银颗粒，在细胞内形成黑色或棕黄色沉积，这一染色特性称为_____性；若细胞对硝酸银无直接还原能力，需经还原剂处理，产生沉淀而显色，这一染色特性称为_____性。

3. 根据上述染色的特性，你能区分下列图片中的几种染色特性吗？请用线条将图片与文字连接起来。

嗜碱性　　　　　嗜酸性　　　　嗜银性　　　　　亲银性　　　　嗜中性　　　　异染性

图 1-02　组织切片的几种染色法　400×

批阅教师签名：_____

_____年____月____日

实验二　上皮组织实验

【学习目标】

1. 掌握单层扁平上皮的细胞形态与结构特点。
2. 掌握单层柱状上皮、假复层纤毛柱状上皮的结构。
3. 掌握复层扁平上皮、变移上皮的微细结构特征。
4. 了解单层立方上皮的形态结构特征。

【实验内容】

一、单层扁平上皮

（一）间皮（表面观、铺片）

[取材]　大白鼠肠系膜
[染色]　镀银法
[低倍镜观察]　选择标本染成淡黄色处观察。

镜下可见银盐沉积在细胞间质并紧密连成一片，细胞之间不规则的深棕色的细线为齿状线。每一多角形的轮廓即相当于一个单层扁平上皮细胞（图 2-1、图 2-2）。

图 2-1　间皮（表面观）　银染　40×
1. 扁平细胞　2. 齿状线

图 2-2　间皮（表面观）　银染　100×
1. 扁平细胞　2. 齿状线　3. 扁平细胞核

[高倍镜观察]
1. 间皮细胞呈多边形，细胞交界处为齿状，着深棕色。
2. 细胞核位于细胞中央，呈卵圆形，无色。

（二）间皮（侧面观、石蜡切片）

[取材]　兔子卵巢

[染色]　HE

[低倍镜观察]　表面有一层染色较深的单层扁平上皮（图2-3）。

[高倍镜观察]　单层扁平上皮细胞的核呈蓝色，略突出，细胞质少、呈红色，细胞界线不清。上皮基膜清楚（图2-4）。

图2-3　间皮（卵巢，整体观）　HE　40×
　　　　　1.间皮

图2-4　间皮（卵巢，侧面观）　HE　400×
　　　　　1.间皮　2.扁平细胞核

（三）内皮

[取材]　狗小动脉与小静脉

[染色]　HE

[低倍镜观察]　镜下有两个血管横断面。管壁较厚、管腔较圆的为小动脉。管壁较薄、管腔不规则的是小静脉（图2-5）。

[高倍镜观察]　位于管腔最内面，只见一层染色较深的细胞核略向腔内突出，此为单层扁平上皮即内皮，胞质不清楚（图2-6、图2-7）。

图2-5　小动脉与小静脉　HE　100×
　　　　1.小动脉　2.小静脉

图 2-6　小动脉与小静脉　HE　400×
1.小动脉内皮　2.小静脉内皮

图 2-7　小动脉　HE　400×
1.内皮　2.内皮细胞核　3.小动脉

二、单层柱状上皮

[取材]　狗的胆囊

[染色]　HE

[低倍镜观察]　可见绒毛的各种断面，选择排列整齐的部分观察。绒毛表面覆盖一层单层柱状上皮（图 2-8）。

[高倍镜观察]　①黏膜上皮细胞呈柱状，排列紧密而整齐；②胞质着浅红色，胞核呈椭圆形或长杆状，染成紫蓝色，位于细胞的基底部；③上皮游离面有一条粉红色线状结构，称为纹状缘；④上皮中有散在的杯状细胞，上端膨大，色浅，空泡状，下端狭窄；⑤此外，上皮细胞之间常见小而圆的细胞，胞质甚少，核深染，此为侵入上皮的淋巴细胞（图 2-9）。

图 2-8　胆囊　HE　100×

图 2-9　胆囊　HE　400×
1.柱状细胞　2.细胞核　3.纹状缘
4.淋巴细胞　5.单层柱状上皮

三、单层立方上皮

[取材] 狗的甲状腺

[染色] HE

[肉眼观察] 粉红色的大片组织是甲状腺。

[低倍镜观察] 甲状腺实质内有许多大小不等的圆形滤泡。每个滤泡由一层上皮细胞和滤泡腔组成，滤泡腔内的粉红色均质块状物为胶质（图2-10）。

[高倍镜观察] 选择一个滤泡进行观察，滤泡上皮细胞为立方形，高和宽相近，细胞核呈圆形、蓝色，位于细胞中央。但细胞界线不甚清楚（图2-11）。

图 2-10　甲状腺　HE　100×　　　　　　图 2-11　甲状腺　HE　400×

1. 滤泡　2. 单层立方上皮　　　　　1. 单层立方上皮　2. 立方细胞　3. 立方细胞核

四、假复层纤毛柱状上皮

[取材] 狗的气管

[染色] HE

[低倍镜观察] 在器官壁腔面可见一层较厚且色深的上皮，游离面和基底面较平整，上皮游离面粉红色的细线状结构即为纤毛，细胞核排列为3～5层，似复层，基膜清楚（图2-12、图2-13）。

图 2-12　气管　HE　40×　　　　　　图 2-13　气管　HE　100×

1. 气管管壁　2. 假复层纤毛柱状上皮　　　　1. 假复层纤毛柱状上皮

图 2-14　气管　HE　400×
1.柱状细胞　2.锥体形细胞　3.梭形细胞　4.杯状细胞
5.纤毛　6.假复层纤毛柱状上皮　7.疏松结缔组织

[高倍镜观察]

1.柱状细胞　即纤毛细胞，胞体达游离面，胞质色浅，顶部有纤毛，核椭圆，位置较高。

2.锥体形细胞　呈锥体形，位于上皮深部，顶端不达管腔面。核较小，呈圆形，染色较深。

3.梭形细胞　细胞呈梭形，居中，因细胞界线不清故不易辨出。

4.杯状细胞　细胞呈高脚酒杯状，细胞核呈三角形，细胞顶端达上皮游离面（图2-14）。

五、复层扁平上皮

（一）非角化的复层扁平上皮

[取材]　狗的食管

[染色]　HE

[低倍镜观察]　复层扁平上皮又称为复层鳞状上皮。

食管黏膜上皮为非角化的复层扁平上皮，其上皮细胞约有数十层，各层细胞形态不一。上皮基底面呈波浪状，与深部结缔组织连接（图2-15）。

[高倍镜观察]　依次由上皮基部向游离面观察，可发现上皮细胞排列规律。

1.基底层　位于基膜上，为单层低柱状或立方形细胞，核呈椭圆形，染色深。

2.中间层　细胞呈多边形，较大，胞膜清楚，核呈圆形。多边形细胞向表面逐渐变扁。

3.浅层　为多层非角化的扁平细胞，色红，核呈扁椭圆形，有的细胞无核，细胞界线不清。注意观察细胞由深层向浅层推移时，细胞核的形态所出现的变化（图2-16）。

图 2-15　食管　HE　100×
1.非角化的复层扁平上皮

图 2-16　食管　HE　400×
1.基底层　2.中间层　3.浅层　4.结缔组织

（二）角化的复层扁平上皮

[取材]　皮肤

[染色]　HE

[低倍镜观察]　显微镜下组织切片的一侧表面染成红色及其深面染成蓝色为角化的复层扁平上皮，另一侧染色浅，呈网状，是皮下组织（图2-17）。

[高倍镜观察]　浅层的扁平细胞没细胞核，角蛋白丰富，不断脱落，称角化，这种上皮细胞称角化复层扁平上皮，具有抗磨损作用。

图2-17　皮肤　HE　100×

1.角化的复层扁平上皮　2.角化层　3.皮下组织

六、变移上皮

[取材]　狗的膀胱

[染色]　HE

[低倍镜观察]　腔面高低不平，表面的上皮即为变移上皮。细胞层次较多，上皮的基底平滑，这是与复层扁平上皮的区别之一（图2-18）。

[高倍镜观察]　基底层的细胞呈立方形或矮柱状，中间层细胞呈梨形或不规则形，表层细胞较大，呈立方形，有的有双核，称为盖细胞。盖细胞近腔面的胞质浓缩，嗜酸性较强，染成红色（图2-19）。

图2-18　膀胱　HE　40×

1.变移上皮

图2-19　膀胱　HE　400×

1.锥体形细胞　2.球拍状细胞　3.盖细胞　4.变移上皮

上皮组织实训练习

_____年_____月_____日   第_____周   星期_____   总分_____

一、看图连线（20分）

1. 请你把文字与图片中相对应的组织结构名称用直线连接起来。

非角化的复层扁平上皮   单层扁平上皮   单层立方上皮   假复层纤毛柱状上皮

图 2-01   上皮组织   HE、特染   100～400×

二、看图填空（每空10分，共70分）

图 2-02   膀胱   HE   400×   图 2-03   肾脏   HE   400×

1. 上皮：_____   1. 上皮：_____

图 2-04　小肠绒毛　HE　400×

1. 上皮：_____

图 2-05　皮肤　HE　100×

1. 上皮：_____

图 2-06　气管　HE　400×

1. 上皮：_____

图 2-07　结缔组织　HE　400×

1. 上皮：_____

图 2-08　小肠外膜　HE　400×

1. 上皮：_____

三、据题意，请在空格内填上正确名称（每空 5 分，共 10 分）

图 2-09　膀胱　HE　400×

a. _____状态下的变移上皮　　b. _____状态下的变移上皮

批阅教师签名：_____

_____年____月____日

实验三　固有结缔组织实验

【学习目标】

1. 掌握疏松结缔组织的组成、结构特点。
2. 熟悉致密结缔组织的结构特点。
3. 掌握脂肪组织的结构特点。
4. 熟悉肥大细胞的形态特征。
5. 熟悉浆细胞的形态学特点。

【实验内容】

一、疏松结缔组织（铺片）

[取材]　兔的皮下组织

[染色]　HE

[低倍镜观察]　纤维交织成网，细胞散在于纤维之间。选择铺片着色浅的区域，转高倍镜观察（图3-1）。

[高倍镜观察]　分辨两种纤维和两种细胞。

1. 胶原纤维　较粗大，有分枝，数量较多，染成粉红色。

2. 弹性纤维　细而弯曲，染色较深，折光性强。弹性纤维的断端卷曲。

3. 成纤维细胞　细胞界线不清，胞质染成淡蓝色，核较大呈卵圆形，染色浅。

4. 巨噬细胞　细胞形状不定，呈圆形、卵圆形或不规则形，边界较清楚，有短而钝的突起。核小染色较深。胞质内含大小不等的蓝色颗粒（锥虫蓝颗粒）。

5. 基质　纤维和细胞之间的空隙中，充满基质（已溶解）（图3-2）。

图 3-1　疏松结缔组织　HE　100×

1.纤维　2.细胞

图 3-2　疏松结缔组织　HE　400×

1.胶原纤维　2.弹性纤维　3.成纤维细胞　4.巨噬细胞

二、疏松结缔组织（切片）

[取材]　狗的小肠

[染色]　HE

[低倍镜观察]　染成紫蓝色的为腔面的黏膜层，另一面染成红色是肌层，两层之间着色浅的区域即疏松结缔组织。纤维排列疏松，细胞散在分布，它们之间有较多的空隙，为基质所在（图3-3）。

[高倍镜观察]　胶原纤维染成红色，粗细长短不等。由于断面不同，纤维成分多，故弹性纤维不易分辨。细胞分散在纤维之间，核多为梭形或卵圆形，染色深，细胞类型难以区分（图3-4）。

图3-3　疏松结缔组织　小肠　HE　100×
1.疏松结缔组织　2.黏膜层　3.肌层

图3-4　疏松结缔组织　小肠　HE　400×
1.胶原纤维　2.成纤维细胞

三、致密结缔组织

图3-5　致密结缔组织　皮肤　HE　400×
1.胶原纤维束　2.成纤维细胞

[取材]　人的掌皮

[染色]　HE

[低倍镜观察]　染成紫红色的为复层扁平上皮（复层鳞状上皮），其深面着红色的是致密结缔组织，排列紧密。

[高倍镜观察]

1.胶原纤维被染成红色，粗而密，纤维与细胞之间的空隙也少。排列方向不一，故有横切、纵切和斜切等断面，其间的弹性纤维不易区分。

2.细胞少，分布在纤维之间，核染色深，细胞界线不清（图3-5）。

四、脂肪组织

[取材]　人的体皮

[染色]　HE

[低倍镜观察]　皮肤深部的皮下组织中可见脂肪组织，被疏松结缔组织分隔成若干小叶，小叶内有许多排列密集的空泡状的脂肪细胞，胞质呈空泡状乃由于脂滴在制片过程中被溶解所致（图3-6）。

[高倍镜观察]　脂肪细胞呈球形或多边形，胞质内含许多细小的空泡或单一的大空泡，细胞周边可见薄层胞质，细胞核位于细胞的周边，呈扁平状（图3-7、图3-8）。

图 3-6　脂肪组织　皮肤　HE　40×

1. 表皮　2. 真皮　3. 脂肪组织

图 3-7　脂肪组织　皮下组织　HE　100×

1. 脂肪组织　2. 脂肪细胞

图 3-8　脂肪细胞　皮下组织　HE　400×

1. 脂肪细胞　2. 脂肪细胞质　3. 脂肪组织核

五、肥大细胞

[取材]　大鼠皮下结缔组织

[染色]　甲苯胺蓝染色

[低倍镜观察]　肥大细胞多沿小血管成群分布，细胞呈圆形或椭圆形，体积较大，胞质呈紫蓝色。细胞内可见淡染的圆形细胞核。

[高倍镜观察]　肥大细胞胞质中充满粗大的紫蓝色颗粒（图 3-9）。

图 3-9　疏松结缔组织　特染　400×

1. 肥大细胞　2. 细胞核　3. 异染性颗粒

六、浆 细 胞

[取材]　人慢性炎症的结缔组织

[染色]　HE

[高倍镜观察]　细胞呈卵圆形；胞质嗜碱性强，染成蓝紫色（电镜下是何结构？），近核处有一着色浅的亮区；核常位于细胞的一端，染色质致密呈块状，多位于核膜内面，呈辐射状排列（图 3-10）。

图 3-10　疏松结缔组织　HE　400×

1. 浆细胞　2. 淋巴细胞

固有结缔组织实训练习

_____年_____月_____日　第_____周　星期_____　记分_____

一、辨认它们属于哪类结缔组织（40分）

图 3-01　组织（铺片）　锥虫蓝＋地衣红　400×

_____

图 3-02　组织（切片）　HE　400×

_____

图 3-03　组织　HE　400×

_____

图 3-04　组织　HE　100×

_____

二、看图填空（20分）

图 3-05   疏松结缔组织（铺片）
锥虫蓝＋地衣红   400×

1.＿＿＿＿＿＿＿＿＿＿

2.＿＿＿＿＿＿＿＿＿＿

3.＿＿＿＿＿＿＿＿＿＿

4.＿＿＿＿＿＿＿＿＿＿

三、看图连线（20分）

规则的致密结缔组织　　骨组织　　不规则的致密结缔组织　　网状结缔组织

图 3-06   结缔组织　　HE、银染　　100～400×

四、动动脑筋，知道它们是什么细胞吗（20 分）

下列是一组疏松结缔组织内几种细胞的结构图片，你能在空格内正确填上这些细胞的名称吗？

1. ＿＿＿＿＿＿＿＿细胞

2. ＿＿＿＿＿＿＿＿细胞

图 3-07　疏松结缔组织铺片
锥虫蓝＋地衣红　400×

图 3-08　疏松结缔组织（铺片）
亚甲蓝＋中性红　400×

1. ＿＿＿＿＿＿＿＿ 细胞

图 3-09　疏松结缔组织　铁苏木精染　400×

1. ＿＿＿＿＿＿＿＿ 细胞

图 3-010   疏松结缔组织   HE   400×

1._____ 细胞

批阅教师签名：_____
_____年____月____日

实验四 血 液 实 验

【学习目标】

1. 掌握油镜的正确使用方法。
2. 掌握红细胞、白细胞和血小板的光镜结构、功能及正常值。
3. 了解血细胞和血小板发生中形态变化的基本规律。

【实验内容】

一、油镜的使用

在组织学实验课中,血涂片可使用油镜观察,其他组织切片均用低倍镜和高倍镜观察。油镜使用方法介绍如下:

1. 直立显微镜,使载物台处于水平位置。
2. 血涂片先在低倍镜和高倍镜下观察。选一红细胞均匀分散且白细胞较多的部位用作油镜观察部位。
3. 升高物镜(或降低载物台),换用油镜头于正中位;从侧面观察下,在油镜头的正下方滴一滴镜油于血涂片上(切勿多加)。
4. 降低物镜,用肉眼从侧面观察,使油镜头刚好浸泡于镜油中,再从目镜中观察,同时调节细调节旋钮(注意只允许调节细调节旋钮),直至物像清晰为止。
5. 观察完毕,升高镜筒(或降低载物台),取下玻片标本。
6. 清洁油镜头,先用一张拭镜纸拖去镜头上的油,再用一张滴有二甲苯的拭镜纸拖净镜头上的油,注意拭镜纸只能拖,不能来回擦,最后用一张拭镜纸拭净残余的二甲苯。
7. 清洁玻片标本与清洁油镜头的方法相同。

二、血涂片制作与光镜观察

[取材] 人的血液(涂片)

[染色] Wright's 法

[实验方法] 刺破指尖,取血一滴,置玻片上,用另一玻片以 30° 角将血液推成厚薄均匀之涂片。干燥后,用 Wright's 染液数滴加于血膜上,再加蒸馏水,然后水洗至粉红色,干后即可观察。Wright's 染液是用亚甲蓝和伊红混合配制成的,其中部分亚甲蓝氧化成为天青。染色后,对碱性染料亚甲蓝有亲和性的呈蓝色;对酸性染料伊红有亲和性的呈鲜红色;对天青有亲和性的呈紫红色。对酸性染料和碱性染料都没有强的亲和性的着色轻微,呈淡红色或淡紫色。

[肉眼观察] 选择血膜较薄的部位于镜下观察。

[低倍镜观察] 选择血细胞无重叠、分布均匀、白细胞较多的部位转高倍镜下观察。

[油镜观察] 辨认红细胞、各种白细胞及血小板。按一定方向移动载物台逐步进行观察。

三、红 细 胞

红细胞数量最多，小而圆，胞质呈红色，边缘较中心染色深，无核（图4-1、图4-2）。

图4-1 血涂片 Wright's 法 1000×

1.红细胞 2.中性粒细胞 3.血小板

图4-2 血涂片 Wright's 法 1000×、3000×

四、中性粒细胞

中性粒细胞数量占白细胞的 50% ～ 70%，较多见。细胞呈圆形，直径为 10 ～ 12μm，胞质呈淡粉红色，其中充满细小而均匀的淡紫色颗粒。核分 2 ～ 5 叶，叶间有染色质丝相连；还可见不分叶的马蹄形杆状核（图 4-3）。

图 4-3　血涂片（中性粒细胞）　Wright's 法　1000×

五、嗜酸粒细胞

嗜酸粒细胞数量较少，占白细胞的 0.5% ～ 3%，细胞大小与中性粒细胞相近。胞质中可见粗大的橘红色颗粒。胞核常为 2 叶，呈"八"字形，偶见 3 叶核（图 4-4）。

图 4-4　血涂片（嗜酸粒细胞）　Wright's 法　1000×

六、嗜碱粒细胞

嗜碱粒细胞数量最少，仅占白细胞的0.5～1%，不易找到。细胞大小与中性粒细胞相近。胞质含大小不等的嗜碱性颗粒，呈紫蓝色。胞核呈"S"形或不规则形，染色淡，常被嗜碱性颗粒覆盖而轮廓不清（图4-5）。

图 4-5   血涂片（嗜碱粒细胞）   Wright's法   1000×

七、淋巴细胞

淋巴细胞占白细胞的20%～30%，体积大小不一。小淋巴细胞最多，细胞体积与红细胞相近，核圆形，常见缺刻，染色质致密，色深；胞质较少，在核周成薄层，呈天蓝色。大、中淋巴细胞较少，胞质较多，呈天蓝色，含少量紫红色嗜天青颗粒；核椭圆形，染色质较致密（图4-6）。

图 4-6   血涂片（淋巴细胞）   Wright's法   1000×

八、单核细胞

单核细胞占白细胞总数的3%～8%，体积最大。核呈肾形、马蹄形或卵圆形，常偏位，染色质呈细网状，呈浅紫蓝色。胞质较多，呈灰蓝色，含有许多嗜天青颗粒（图4-7）。

图4-7　血涂片（单核细胞）　Wright's法　1000×

九、血小板

血小板多聚集成群，呈不规则的细胞质小块，有细小突起，胞质中有紫红色颗粒，无细胞核（图4-8）。

图4-8　血涂片（单核细胞）　Wright's法　1000×

1. 血小板

血液实训练习

_____年_____月_____日　　第_____周　　星期_____　　　记分_____

综合练习（每空 5 分，最后一空 10 分，共 100 分）

下方是一张人的血涂片，据题意，请同学们按照每小题的提问要求完成练习。

图 4-01　人血涂片　Wright's 法　1000×

正常成人周围血中有多种白细胞（WBC），其数量为（4.0～10.0）×10^9/L。其中：

1. 图中_____细胞，占 WBC 总数的_____%，由箭头_____号表示。

其特点：

（1）胞体直径为 14～20μm，胞质丰富，呈弱嗜碱性，含许多细小的嗜天青颗粒。

（2）细胞核形态多样，呈肾形、马蹄形、卵圆形或不规则形，着色较浅。

（3）具有吞噬功能，常以变形运动穿出血管进入组织，分化为巨噬细胞。

2. 图中_____细胞，占 WBC 总数的_____%，由箭头_____号表示。

其特点：

（1）细胞直径为 10～12μm。胞质含有大量大小不等、分布不均的紫蓝色嗜碱性颗粒。

（2）细胞核分叶状或"S"形或不规则形，着色较浅、轮廓不清。

（3）参与机体的过敏反应。

3. 图中_____细胞，占 WBC 总数的_____%，由箭头_____号表示。

其特点：

（1）细胞呈球形，直径为 10～12μm；核呈杆状或分叶状。

（2）胞质为粉红色，内含许多细小的淡红色特殊颗粒和少量较大的淡紫色嗜天青颗粒。

（3）具有很强的趋化作用和吞噬功能。

（4）能以变形运动聚集到细菌侵犯处，大量吞噬细菌。

4. 图中_____细胞，占 WBC 总数的_____%，由箭头_____号表示。

其特点：

（1）细胞大小不等，核呈圆形，一侧常有浅凹，核染色质致密呈块状，染色深。

（2）胞质很少，呈嗜碱性。

（3）参与机体细胞与体液免疫反应。

5. 图中_____细胞，占 WBC 总数的_____%，由箭头_____号表示。

其特点：

（1）细胞直径为 10～15μm，胞质充满均匀、粗大的嗜酸性颗粒，细胞核常为 2 叶。

（2）有抗过敏和杀灭寄生虫的作用。

6. 图中_____，是骨髓中巨核细胞脱落下来的胞质小块。正常人血液中它的量为_____，由箭头_____号表示。

其特点：

（1）呈双凸圆盘状，直径为 2～4μm，受刺激后伸出突起使形态不规则。

（2）在血涂片中常常聚集成群。

（3）中央为颗粒区，含有紫蓝色血小板颗粒，周边为透明区，含有微管和微丝。

（4）其功能：_____。

批阅教师签名：_____

_____年___月___日

实验五　软骨和骨实验

【学习目标】

1. 掌握透明软骨的结构。
2. 熟悉弹性软骨、纤维软骨的形态结构特征。
3. 掌握骨组织的结构特点。
4. 熟悉骨发生的结构特征。

【实验内容】

一、透 明 软 骨

[取材]　人的气管

[染色]　HE

[低倍镜观察]　中央蓝色部分即为透明软骨。从软骨的周边向中央逐步观察，可见大量的间质及软骨细胞（图5-1）。

1. **软骨膜**　由致密的胶原纤维及梭形的成纤维细胞组成，与周围结缔组织分界不清，外层纤维较多，内层细胞较多，两层界线不明显（图5-2）。

2. **软骨细胞**　位于周边的为梭形，单个分布，与软骨膜平行排列。软骨中央区的细胞为椭圆形，常数个（2～5个）聚集在一起，称为同源细胞群。经固定的标本，细胞脱水收缩，故呈星状或不规则形。软骨细胞与软骨囊之间出现的间隙，为软骨陷窝的一部分。

3. **软骨囊**　为软骨陷窝周围的基质，含硫酸软骨素较多，呈强嗜碱性，染成深蓝色。

4. **基质**　均质状，因含硫酸软骨素而着蓝色。看不到胶原纤维，基质内无血管（图5-3）。

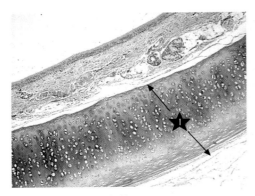

图5-1　气管　HE　40×
　　1.透明软骨

图5-2　透明软骨　HE　100×
　　1.软骨膜　2.软骨基质　3.软骨细胞

图 5-3　透明软骨　HE　400×
1. 软骨膜　2. 软骨基质　3. 软骨细胞
4. 软骨陷窝　5. 软骨囊　6. 同源软骨细胞群

二、弹 性 软 骨

[取材]　人的耳壳

[染色]　Weigert 弹性纤维染色

[低倍镜观察]　标本中央呈紫蓝色部分为弹性软骨，基质中的弹性纤维染成蓝色，密集杂乱，交织成网，在软骨囊周围尤为明显。

[高倍镜观察]

1. 软骨细胞　体积较大，核着红色，同源细胞群较透明软骨少。

2. 弹性纤维　软骨边缘的纤维细而稀疏，渐近中央则粗而密集。周边部的纤维与软骨膜中的弹性纤维相连（图 5-4）。

图 5-4　弹性软骨　特染　400×
1. 软骨细胞　2. 软骨陷窝　3. 软骨囊　4. 弹性纤维

三、纤维软骨

[取材] 椎间盘软骨环

[染色] HE

[低倍镜观察] 基质内可见大量各种走向的胶原纤维束，软骨细胞为椭圆形，数量较少，体积也较小，散在或成行排列于胶原纤维束之间。同源细胞群少，基质亦较少（图 5-5）。

图 5-5 纤维软骨 特染 400×

1. 软骨细胞 2. 软骨陷窝 3. 软骨囊 4. 软骨基质

四、骨组织

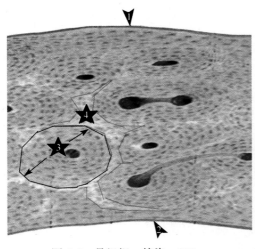

图 5-6 骨组织 特染 100×

1. 外环骨板 2. 内环骨板 3. 哈佛系统 4. 间骨板

[取材] 人的长骨干（磨片）

[染色] 银染

[低倍镜观察] 主要分辨四种骨板。

1. 外环骨板 位于骨表面，骨板与骨表面平行排列，层次较多，排列整齐。

2. 内环骨板 位于骨髓腔面，沿骨髓腔面排列，骨板层次少且厚薄不一。

3. 哈佛系统 位于内、外环骨板之间，哈佛系统中央为紫褐色的哈佛管，周围由 10～20 层呈同心圆排列的哈佛骨板构成。

4. 间骨板 位于哈佛系统之间，是大小不等、排列不规则的骨板（图 5-6、图 5-7）。

[高倍镜观察]

1. 骨陷窝 位于骨板间或骨板内，单个分散排列，呈椭圆形，着紫褐色。

2. 骨小管 是从骨陷窝向四周伸出的许多放射状小管，着紫褐色，相邻的骨小管相互连接。在哈佛系统中，骨小管与哈佛管相通（图5-8）。

图 5-7 骨组织 银染 100×
1. 哈佛系统 2. 间骨板 3. 哈佛管

图 5-8 哈佛系统 银染 400×
1. 哈佛管 2. 骨小管 3. 骨陷窝 4. 哈佛骨板

五、骨 发 生

[取材] 胎儿的指骨

[染色] HE

[低倍镜观察] 标本为手指的纵切面，长骨是软骨性骨发生，骨化方式有两种：软骨内骨化和软骨周骨化。

如果将以上观察的几个区连贯起来，可以看作是同一部位在不同时间的骨化过程。

软骨周骨化

骨干的骨化过程与膜性骨发生基本相同。

在骨髓腔的两侧，有较厚红色的骨组织，此即骨领。骨领出现后，骨领表面的致密结缔组织（软骨膜）改称骨膜。骨领不断增厚钙化逐渐形成骨干（图5-9）。

[高倍镜观察] 着重观察成骨细胞、骨细胞和破骨细胞。

1. 成骨细胞 位于骨化区新生骨组织的表面。成骨细胞整齐排列成一层，细胞呈柱状或椭圆形，胞质嗜碱性，呈紫蓝色。

2. 骨细胞 位于骨组织的骨陷窝内，单个散在分布，由于细胞收缩，其周围可见空隙。

3. 破骨细胞 常位于骨组织的凹面，细胞体积大，呈不规则形，有多个细胞核，胞质嗜酸性，染成红色（图5-10）。

图 5-9　软骨内成骨　HE　100×
1.软骨储备区　2.软骨增生区　3.软骨成熟区　4.软骨钙化区　5.成骨区

图 5-10　软骨内成骨　HE　400×
1.破骨细胞　2.骨细胞　3.成骨细胞

软骨和骨实训练习

_____年_____月_____日 第_____周 星期_____ 总分_____

一、看图填空（40分）

| a | b | c |

图 5-01 软骨组织 HE 400×

a._____软骨 b._____软骨 c._____软骨

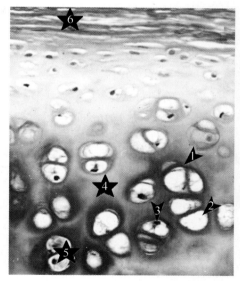

图 5-02 透明软骨 HE 400×

1._____

2._____

3._____

4._____

5._____

6._____

图 5-03 骨组织 特染 100×

1._____

2._____

3._____

4._____

二、请你把下列图片中星号所指的序号及含义填在图片右侧的空格内，并与其组织结构名称相符合（20分）

图 5-04　软骨内成骨　HE　40×

成骨区：_____

软骨储备区：_____

软骨增殖区：_____

软骨肥大区：_____

三、看图连线（20分）

骨小管

哈佛骨板

哈佛管

骨陷窝

图 5-05　哈佛系统　磷钨酸 - 流菫法　400×

四、绘图（20分）

请描绘透明软骨切片中的如下成分：

软骨膜　　　软骨囊　　　软骨陷窝　　　软骨基质　　　软骨细胞　　　同源软骨细胞群

批阅教师签名：_____

_____年____月____日

实验六　肌组织实验

【学习目标】

1. 掌握骨骼肌光镜下的形态结构与功能特点。
2. 掌握心肌光镜下的形态特点及与骨骼肌相比较的相同与不同之处。
3. 熟悉平滑肌细胞的形态特征。

【实验内容】

一、骨　骼　肌

[取材]　狗的舌肌

[染色]　HE

（一）骨骼肌组织的纵切面

[低倍镜观察]　镜下组织着紫红色，肌纤维呈长带状，相互平行排列，肌纤维之间的结缔组织很少。由于肌纤维长，标本中往往不能见到其两端。切片中有许多椭圆形或长椭圆形排列的肌纤维的横切面（图6-1星号1）。其周边呈长带状走向的为肌纤维纵切面（图6-1箭头2）。

图 6-1　舌肌　HE　40×
1. 骨骼肌纤维（横切面）　2. 骨骼肌纤维（纵切面）

[高倍镜观察]　每条肌纤维的两边染色较深，为肌膜。肌膜下有许多椭圆形或长椭圆形纵行排列的细胞核。肌纤维表面有明暗相间的横纹。

肌纤维内可见许多平行排列的肌原纤维，其表面的横纹呈带状，且清晰可辨。染色深的带称暗带（A带）；染色浅的带称明带（I带），明带中央有一条细线，称为Z线。由于肌原纤维平行排列，其表面的带对准排列，故肌纤维表面可见清晰的暗带与明带（图6-2、图6-3）。

图 6-2　舌肌（纵切）　HE　400×
1.骨骼肌纤维　2.肌膜　3.骨骼肌纤维细胞核
4.肌浆　5.明带　6.暗带

图 6-3　舌肌（纵切）　铁苏木精染色　400×
1.暗带　2.明带　3.Z线

（二）骨骼肌组织的横切面

图 6-4　舌肌（纵切）　HE　400×
1.骨骼肌纤维；2.肌内膜；3.肌膜；4.细胞核；5.肌浆

[低倍镜观察]　在肌组织的横切面，可见由许多红色小点聚集而形成的多边形区。红色小点为骨骼肌纤维的横断面（图 6-1），多边形区为肌束，肌束周围的疏松结缔组织为肌束膜。

[高倍镜观察]　肌纤维因相互挤压呈多边形，每条肌纤维周围有薄层浅染的结缔组织，称为肌内膜。肌膜染色深红核位于肌膜下，呈圆形或卵圆形，肌纤维内有许多红色点状结构，这些是肌原纤维的横断面，肌原纤维之间着色甚浅的部分为肌浆（图 6-4）。

二、心　肌

[取材]　羊的心脏
[染色]　HE
[低倍镜观察]　由于心肌纤维排列方向不一致，有纵、横、斜等切面。选择心肌纤维纵切的部位进行观察，心肌纤维呈带状，有分枝，且互相吻合成网（图 6-5）。

[高倍镜观察]

1.选择心肌纤维的纵切面观察，注意与骨骼肌相区别。

（1）大小和形状：心肌纤维较骨骼肌纤维细而短，分枝吻合成网。

图 6-5　心肌（纵切）　特染　40×
1.心肌纤维

（2）横纹：心肌纤维有暗带和明带构成的横纹，但不如骨骼肌明显。

（3）细胞核：位于肌纤维的中央，较大，有时可见双核。

（4）闰盘：为横过肌纤维的深红色直线或阶梯状线，是细胞之间的连接处。

2. 选择心肌纤维的横切面观察，注意与平滑肌相区别。

（1）大小和形状：呈圆形或多边形，大小相似。

图 6-6 心肌（纵切） 特染 400×
1.心肌纤维 2.暗带 3.明带 4.心肌纤维细胞核 5.闰盘

（2）肌丝束：呈点状，着红色，分布在肌纤维周边的肌质内。

（3）细胞核：位于肌纤维的中央，呈圆形，有的未见核。

（4）肌浆：着色浅，为核两端的浅染区（图 6-6）。

三、平 滑 肌

[取材] 猫的十二指肠

[染色] HE

[低倍镜观察] 肌层较厚，分内、外两层，染色较附近的结缔组织深。内层较厚，可见长条形纵切的平滑肌束；外层较薄，可见圆形或多边形横切的平滑肌束（图 6-7、图 6-8）。

图 6-7 平滑肌 HE 40×
1.平滑肌

图 6-8 平滑肌 HE 100×
1.平滑肌纤维

[高倍镜观察] 注意与致密结缔组织相区别。

1. 平滑肌纤维的纵切面 细胞呈梭形，相邻的肌纤维彼此交错，相互嵌合；细胞质（肌质）呈均质性红色，肌原纤维不明显；胞核位于细胞的中央，呈杆状，核染色质较少，故着色较浅（图 6-9）。

2. 平滑肌纤维的横切面 呈大小不等的圆形或多边形的镶嵌图像，在较大的细胞切面，中央有圆形的核，小的切面见不到核（图6-10）。

图 6-9　平滑肌纤维（纵切）　HE　400×
1. 平滑肌纤维　2. 平滑肌纤维细胞核　3. 肌浆　4. 肌膜

图 6-10　平滑肌纤维（横切）　HE　400×
1. 平滑肌纤维束　2. 平滑肌纤维　3. 平滑肌细胞核

肌组织实训练习

_____年_____月_____日　第_____周　星期_____　记分_____

一、跟我学（37分）

1.肌组织由_____和充填在肌细胞之间的少量_____所构成。肌细胞细长，具有_____功能，又称肌纤维。肌纤维的细胞膜称_____，细胞质称_____。根据结构和功能特点将其分为以下三类：

_____

_____

_____

图 6-01　肌组织　HE、特染　400×

2. 以骨骼肌为例，在光镜（400×）下，肌细胞呈长柱状，长短不一；细胞核多，扁椭圆形，位于肌膜下方；肌浆丰富，含大量线粒体、糖原及少量脂滴。肌浆内还含大量肌原纤维，为明暗相间横纹，明带为 I 带，暗带为 A 带，A 带中央浅色窄带为 H 带，H 带中央有暗线为 M 线，I 带中央有一条暗线称 Z 线。据题意填空。

图 6-02 肌组织 模式图 HE 400×

1._____   2._____   3._____

4._____   5._____   6._____

二、看图连线（15 分）

下面是三种肌肉组织在显微镜下的横切面与纵切面观，仔细观察三种肌肉组织各自特有的形态结构，然后请你把每类肌肉组织的纵横切面用直线连接起来。

纵切面观　　　　　　　　　　　　　横切面观

图 6-03　肌组织　HE　400 ×

三、看图填空（18分）

图 6-04　骨骼肌　特染　400×

1.＿＿＿＿＿＿＿＿＿

2.＿＿＿＿＿＿＿＿＿

3.＿＿＿＿＿＿＿＿＿

4.＿＿＿＿＿＿＿＿＿

5.＿＿＿＿＿＿＿＿＿

图 6-05　心肌　特染　400×

1.＿＿＿＿＿＿＿＿＿

2.＿＿＿＿＿＿＿＿＿

图 6-06　平滑肌　HE　400×

1.＿＿＿＿＿＿＿＿＿

2.＿＿＿＿＿＿＿＿＿

四、绘图（30分）

根据高倍镜观，绘出肌组织中骨骼肌纤维的形态结构特点并标出名称。需标出的名称：骨骼肌纤维、肌细胞核、明带、暗带。

图 6-07　肌组织　HE　400×

批阅教师签名：＿＿＿＿＿＿
　　＿＿＿＿年＿＿月＿＿日

实验七　神经组织实验

【学习目标】

1. 掌握神经元胞体的形态特点。
2. 熟悉突触光镜下的结构特征。
3. 掌握化学性突触的超微结构。
4. 熟悉周围神经系统有髓神经纤维的结构。
5. 熟悉运动终板的光镜结构及超微结构。
6. 熟悉触觉小体、环层小体的结构。

【实验内容】

一、脊髓前角多极神经元

图 7-1　脊髓　Cacal 氏法　肉眼观
1. 脊髓前角　2. 脊髓后角

[取材]　猫的脊髓

[染色]　Cacal 氏法

[肉眼观察]　脊髓横切面为椭圆形。灰质居中，着色较红，呈 H 形或蝴蝶形，白质在灰质的周围，着色浅红。灰质有四个突起，即两个粗短的前角和两个较细长的后角（图 7-1）。

[低倍镜观察]　辨认白质和灰质，找到前角和后角。前角中有许多体积很大的细胞，着紫蓝色，这就是前角多极神经元（运动神经元）的胞体。后角的神经细胞较小（图 7-2、图 7-3）。

图 7-2　脊髓整体观　Cacal 氏法　40×
1. 脊髓灰质　2. 脊髓白质　3. 脊髓后角　4. 脊髓前角

图 7-3　脊髓整体观　Cacal 氏法　40×
1. 脊髓灰质　2. 脊髓白质　3. 脊髓前角多极神经元

[高倍镜观察] 选择一个突起较多而且有核的多极神经元观察。

1. 胞体 呈多角形。核位于细胞的中央，大而圆，染色浅，呈空泡状，核仁明显。胞质着浅红色，内含许多蓝色块状的尼氏体（嗜染质）。

2. 突起 常见数个，多为树突。树突从胞体发出时粗大，逐渐变细，内含尼氏体；轴突只有一个（不易切到），粗细均匀，不含尼氏体。轴突自胞体发出处的胞质呈圆锥形，不含尼氏体，此为轴丘。

神经细胞之间有大量散在的小细胞核，呈圆形或椭圆形等，此为神经胶质细胞的核（图7-4），HE 染色不能显示胞质和突起（图 7-5）。

图 7-4 脊髓前角多极神经元 Cacal 氏法 400×
1. 多极神经元 2. 神经元胞体 3. 神经元细胞核
4. 突起 5. 神经纤维 6. 神经胶质细胞核

图 7-5 脊髓前角多极神经元 甲苯胺蓝 +
硫堇染色 400×
1. 神经元胞体 2. 细胞核 3. 尼氏小体 4. 轴突 5. 树突

二、突 触

[取材] 猫的脊髓

[染色] Cajal 法

[高倍镜观察] 前角多极神经元的胞体、胞核和突起均染成棕黄色，其表面有许多棕黑色的小环或逗点状的结构附着，这些结构是神经纤维的末端，它们与神经元的胞体或突起接触便形成突触（图 7-6）。

图 7-6 多极神经元 银染 400×
1. 多极神经元 2. 突触

三、有髓神经纤维和神经

[取材]   猫的坐骨神经

[染色]   HE

[肉眼观察]   标本上有两块组织，长条状的是神经的纵切面，圆形的是横切面。

（一）神经的纵切面

[低倍镜观察]   许多神经纤维平行排列，由于排列紧密，故每条神经纤维界线不易辨认。神经纤维之间有少量的结缔组织（图7-7）。

[高倍镜观察]   重点观察有髓神经纤维的纵切面。选择一条具有郎飞结的神经纤维，辨认其结构。

1. 轴突   位于神经纤维的中轴，呈紫红色线条样。

2. 髓鞘   位于轴突两侧，染红色，呈网状（这是由于制片过程中，髓鞘的类脂被溶解所致）。

3. 神经膜   位于髓鞘两侧，呈红色的细线状。某些部位可见神经膜细胞（施万细胞）的核。

4. 郎飞结   为相邻神经膜细胞之间的区域，此处无髓鞘与神经膜，轴突裸露。

神经纤维周围尚有少量结缔组织，称神经内膜。神经内膜中含成纤维细胞，该细胞核小且染色较深，此点可与神经膜细胞相区别（图7-8）。

图7-7   有髓神经纤维   HE   100×
1. 有髓神经纤维束   2. 疏松结缔组织

图7-8   有髓神经纤维（纵切面）   HE   400×
1. 有髓神经纤维   2. 神经膜   3. 轴索
4. 髓鞘   5. 郎飞结   6. 施万细胞核

（二）神经的横切面

[低倍镜观察]   主要了解神经的组成。

1. 神经外膜   位于整个神经的外面，为疏松结缔组织。

2. 神经束膜   神经内有多个圆形的神经束，大小不等。每个神经束的外表面有致密结缔组织包裹，即神经束膜。

3. 神经内膜   神经束内有许多神经纤维的横切面，每条神经纤维的周围有很薄的结缔组织膜，即神经内膜。神经内膜不易辨认（图7-9）。

[高倍镜观察]　着重观察有髓神经纤维的横切面。神经纤维呈圆形，粗细不一。神经纤维的中央，为轴突，呈圆形，染成紫红色。轴突的周围是髓鞘，呈红色网状。髓鞘的外面是神经膜，很薄，染红色，有的尚有神经膜细胞核（图7-10）。

图 7-9　有髓神经纤维（横切）　　HE　40×
1.神经纤维束

图 7-10　有髓神经纤维（横切）　　HE　400×
1.有髓神经纤维　2.神经膜　3.轴索　4.髓鞘
5.施万细胞核　6.成纤维细胞核

四、触觉小体与环层小体

[取材]　人皮肤

[染色]　HE

[低倍镜观察]　表皮为复层扁平上皮，其下方的结缔组织为真皮。真皮向表皮的基底部突入形成许多乳头状结构，椭圆形的触觉小体即位于乳头内。环层小体位于真皮深部的结缔组织内，体积很大，呈圆形或椭圆形，为同心圆层状排列结构（图7-11）。

[高倍镜观察]

1.触觉小体　外围薄层结缔组织，内有一些横行排列的扁平细胞。轴突末端的细枝盘绕或穿行在扁平细胞之间，但在 HE 染色标本上难以分辨（图7-12）。

2.环层小体　多为横断面，中心的红色均质状结构为轴突，周围是由多层扁平细胞呈同心圆排列而形成的被囊（图7-13）。

图 7-11　感觉神经末梢　HE　40×
1.触觉小体　2.触觉小体　3.环层小体

图 7-12   触觉小体   HE   400×
1. 触觉小体

图 7-13   环层小体   HE   400×
1. 环层小体

五、运 动 终 板

[取材]   猫的肋间肌撕片

[染色]   氯化金镀染法

[高倍镜观察]   骨骼肌呈紫红色，神经纤维呈黑色。它的末端形成爪状分支、贴附在骨骼肌纤维的表面，两者共同构成运动终板（图 7-14、图 7-15）。

图 7-14   运动终板   特染   40×

图 7-15   运动终板   特染   40×

神经组织实训练习

_____年_____月_____日　第_____周　星期_____　记分_____

一、跟我学（60分）

（一）神经元（20分）

1. 神经组织主要由_____和_____构成。神经细胞又称神经元，神经元具有_____的功能。

图 7-01　脊髓前角多极神经元　特染　400×

1._____

2._____

3._____

2. 根据神经元突起的数目，将神经元分为_____神经元、_____神经元、_____神经元。

从下列三幅图片中，你能否根据神经元突起的数目，分清楚它们属于哪一类的神经元？

图 7-02　神经元　特染　400×

_____神经元

图 7-03　神经元　特染　400×

_____神经元

图 7-04   神经元   特染   400×

_____神经元

3. 神经元与神经元之间，或神经元与效应细胞之间传递信息的部位称_____。

图 7-05   神经组织   特染   400×

1._____

2._____

（二）神经胶质细胞（15 分）

神经胶质细胞分布于神经元之间，对神经元有着_____等作用。在中枢神经系统的神经胶质细胞分为_____、_____、_____、_____。在周围神经系统的神经胶质细胞分为_____、_____。

请同学们把下列的图片与其相对应的文字用直线连接起来。

小胶质细胞　　　少突胶质细胞　　　原浆性星形胶质细胞　　　纤维性星形胶质细胞

图 7-06　神经胶质细胞　特染　400×

（三）神经纤维（10 分）

由轴索、髓鞘和神经膜构成的神经纤维称为_____。轴索周围无髓鞘物质的称为_____。

据题意，看图填空：

有髓神经纤维
（横切面）——

有髓神经纤维
（纵切面）——

图 7-07　有髓神经纤维　HE　100×

1.＿＿＿＿＿＿＿＿＿

2.＿＿＿＿＿＿＿＿＿

3.＿＿＿＿＿＿＿＿＿

4.＿＿＿＿＿＿＿＿＿

5.＿＿＿＿＿＿＿＿＿

图 7-08　有髓神经纤维　特染　400×

（四）神经末梢（15 分）

神经末梢分感觉神经末梢和运动神经末梢。感觉神经末梢又分＿＿＿＿＿＿、＿＿＿＿＿＿、＿＿＿＿＿＿、＿＿＿＿＿＿。运动神经末梢包括＿＿＿＿＿＿、＿＿＿＿＿＿。

二、看图填空（20 分）

请同学们在括号内填上组织结构名称。

图 7-09　神经系统　特染　100 ～ 400×

1.＿＿＿＿＿＿＿＿　　2.＿＿＿＿＿＿＿＿　　3.＿＿＿＿＿＿＿＿

4.＿＿＿＿＿＿＿＿　　5.＿＿＿＿＿＿＿＿　　6.＿＿＿＿＿＿＿＿

图 7-010　突触　透射镜像　3000×

1. ＿＿＿＿＿＿＿＿＿

2. ＿＿＿＿＿＿＿＿＿

3. ＿＿＿＿＿＿＿＿＿

4. ＿＿＿＿＿＿＿＿＿

5. ＿＿＿＿＿＿＿＿＿

6. ＿＿＿＿＿＿＿＿＿

三、绘图（20分）

请在方格中绘制一个脊髓前角多极神经元，并用线条把图旁文字与图画中的组织结构一一相连起来。

神经元胞体

轴突

细胞核

树突

图 7-011　脊髓前角多极神经元　特染　400×

批阅教师签名：＿＿＿＿＿＿

＿＿＿＿年＿＿月＿＿日

实验八　神经系统实验

1. 掌握大脑的分层。
2. 掌握小脑皮质的分层及微细结构特点。
3. 掌握脊神经节的结构。

【实验内容】

一、大　脑

[取材]　猴的大脑

[染色]　HE

[肉眼观察]　标本凹凸不平的一侧，为脑回和脑沟，其表面着色较深的是皮质，中央着色较浅的为髓质。

[低倍镜观察]

1. **软脑膜**　为紧贴大脑表面的薄层结缔组织，富含血管。

2. **皮质（灰质）**　由许多大小、形状不一的神经细胞和神经胶质细胞构成。皮质的神经元分层排列，由外向内分为六层，但在 HE 染色标本中，分层不甚明显。

（1）分子层：染色较浅，神经元胞体小且数量少。

（2）外颗粒层：主要为粒细胞，胞体较小。锥体细胞少。

（3）外锥体层：有很多中、小型的锥体细胞。

（4）内颗粒层：粒细胞多，锥体细胞少。

（5）内锥体层：有较多的大锥体细胞。

（6）多形细胞层：靠近髓质，有较多体积大的梭形的细胞（图 8-1）。

3. **髓质（白质）**　主要由染成红色的神经纤维和神经胶质细胞构成。

[高倍镜观察]　选择一较大且完整的锥体细胞观察。胞体呈锥体形，锥顶朝向皮质层表面，其主干树突自锥顶伸出。胞质中含有尼氏体，胞核大而圆（图 8-2）。

图 8-1　大脑皮质　HE　400×

1. 分子层　2. 外颗粒层　3. 外椎体层

4. 内颗粒层　5. 内锥体层　6. 多形细胞层

图 8-2　大脑皮质　Cacal 氏法　400×

1. 大锥体细胞

二、小　脑

[取材]　狗的小脑

[染色]　HE

[肉眼观察]　呈叶片状，各叶片的表面为薄层粉红色的结构，深面为紫色结构，两者共同组成皮质，皮质深面的浅紫色结构为髓质。

[低倍镜观察]　分辨皮质、髓质及皮质的三层结构。皮质表面厚而色浅的为分子层；靠近髓质，厚而色深的为颗粒层；两层之间有一排大神经元的胞体，为浦肯野细胞层。髓质位于皮质深部，染色最浅，与皮质界线清楚，主要由无髓神经纤维构成。

[高倍镜观察]　重点观察皮质。

1. **分子层**　细胞较少，主要由无髓神经纤维构成。

2. **浦肯野细胞层（梨状神经元层）**　由一排浦肯野细胞组成。胞体大，呈梨状，染色较深，核大，核仁明显。

3. **颗粒层**　主要由大量的粒细胞密集排列而成。粒细胞小而圆，染色较深（图8-3、图8-4）。

图8-3　小脑皮质　HE　400×
1.分子层　2.浦肯野细胞层　3.颗粒层　4.髓质

图8-4　小脑皮质　HE　400×
1.分子层　2.浦肯野细胞层　3.颗粒层　4.浦肯野细胞

三、脊 神 经 节

[取材]　猫的脊神经节

[染色]　HE

[低倍镜观察]　表面包有致密结缔组织构成的被膜，并伸入神经节内形成节的支架。节内有许多成群排列、大小不等、圆形的脊神经节细胞及神经纤维（图8-5）。

[高倍镜观察]

1. **脊神经节的细胞**　为假单极神经元，胞体呈圆形或椭圆形，核大而圆，呈空泡状，核仁明显。胞质内含许多细颗粒状蓝紫色的尼氏体。

2. **卫星细胞（被囊细胞）**　位于每个神经节细胞的胞体周围，是一层扁平的神经胶质细胞，核圆，着色较浅。

3. 神经纤维 大部分为有髓神经纤维（图 8-6、图 8-7）。

图 8-5 脊神经节 HE 40×
1. 脊神经节 2. 假单极神经元

图 8-6 脊神经节 银染 400×
1. 假单极神经元 2. 卫星细胞 3. 突起 4. 有髓神经纤维

图 8-7 脊神经节 HE 400×
1. 假单极神经元 2. 卫星细胞 3. 神经纤维束

四、大脑锥体细胞

[取材] 猫的大脑

[染色] Cox 氏镀银法

[低倍镜观察] 锥体细胞在皮质内彼此平行排列，且不只一层。锥体细胞呈棕黑色，形态大致相似，可分大、中、小三型。选择较大的锥体细胞，在高倍镜下仔细观察（图 8-8）。

[高倍镜观察] 锥体细胞胞体呈三角形，细胞体顶端伸出一较大突起是主树突，走向大脑的表面，由主树突又可伸出一些分支。由三角形胞体的基部伸出较主树突细的轴突（图 8-9）。

图 8-8　大脑皮质　Cox 法　100×

1. 大锥体细胞

图 8-9　大脑皮质　Cox 法　400×

1. 大锥体细胞

五、小脑浦肯野细胞

[取材]　猫的小脑

[染色]　Cox 氏镀银法

[肉眼观察]　切片的表面凹凸不平处，是小脑皮质表面，其他部分是髓质。

[高倍镜观察]　小脑浦肯野细胞又称梨状神经元，胞体呈梨状。细胞顶端发出 2～3 条主树突伸向皮质分子层，其分支形如扁柏，细胞基部发出细长的轴突伸向髓质（图 8-10）。

图 8-10　小脑皮质　Cox 法　400×

1. 小脑浦肯野细胞　2. 轴突　3. 树突

神经系统实训练习

一、看图填空（60分）

图 8-01　脊神经节　HE　100×

1.＿＿＿＿＿＿＿＿＿　2.＿＿＿＿＿＿＿＿＿

图 8-02　小脑皮质　银染　40×

1.＿＿＿＿＿＿＿＿＿　2.＿＿＿＿＿＿＿＿＿
3.＿＿＿＿＿＿＿＿＿　4.＿＿＿＿＿＿＿＿＿

图 8-03　大脑皮质　银染　40×

1.＿＿＿＿＿＿＿＿＿　2.＿＿＿＿＿＿＿＿＿
3.＿＿＿＿＿＿＿＿＿　4.＿＿＿＿＿＿＿＿＿
5.＿＿＿＿＿＿＿＿＿　6.＿＿＿＿＿＿＿＿＿

图 8-04　小脑皮质　银染　400×

1.＿＿＿＿＿＿＿＿＿　2.＿＿＿＿＿＿＿＿＿
3.＿＿＿＿＿＿＿＿＿　4.＿＿＿＿＿＿＿＿＿

二、指出下列器官或组织结构名称（40分）

图 8-05　脊神经节　HE　400×

1.＿＿＿＿＿＿＿＿＿　2.＿＿＿＿＿＿＿＿＿

图 8-06　神经系统　HE　40×

图 8-07　神经系统　HE　40×

_____

图 8-08　神经系统　HE　100×

_____

图 8-09　神经系统　HE　100×

_____

图 8-010　神经系统　HE　100×

_____

批阅教师签名：_____

_____年____月____日

实验九　眼和耳实验

【学习目标】

1. 掌握眼球壁的分层及各层的结构特点。
2. 熟悉眼内容物的组成及结构。
3. 掌握内耳的组成。
4. 掌握壶腹嵴、位觉斑及螺旋器的结构特点及功能。

【实验内容】

一、眼　球

[取材]　兔的眼球矢状切面

[染色]　HE

[肉眼观察]

1. 眼球前部稍凸起，后部有视神经。眼球壁由三层膜构成。

（1）纤维膜：位于眼球外层，染成红色，前部为角膜，后部为巩膜，在巩膜的前部表面被覆少许球结膜。

（2）血管膜：位于纤维膜内面，呈棕黑色。紧贴巩膜内面为脉络膜，它向前增厚呈三角形为睫状体，再向前，游离于角膜之后是虹膜，中央的空隙为瞳孔（有的未切到）。

（3）视网膜：位于眼球壁最内层。

2. 眼球内容物有房水、晶状体和玻璃体。

（1）前房和后房：前房是角膜与虹膜之间的腔隙，后房是虹膜与晶状体、睫状体及玻璃体之间的腔隙。眼房内充满房水（已流失）。

（2）晶状体：位于虹膜和玻璃体之间为染成红色的椭圆体。

（3）玻璃体：位于晶状体与视网膜之间（不易分辨）（图9-1）。

[低倍镜观察]　先观察眼球前部，再观察眼球后部，必要时可转高倍镜观察。

1. **角膜**　表面为未角化的复层鳞状上皮，上皮基部平整；中间为较厚的固有层，由平行排列的胶原纤维组成，含少量成纤维细胞，无血管；角膜内表面为单层扁平上皮（图9-2）。

图9-1　眼球模式图

2. **虹膜** 可分为三层。

（1）前缘层：位于虹膜前面，由一层不连续的成纤维细胞和色素细胞组成。

（2）虹膜基质：由疏松结缔组织构成，内含丰富的色素细胞和血管。

（3）上皮层：位于后面，由两层细胞组成。前层细胞分化成平滑肌纤维，很薄，染成红色，纵向排列，此为瞳孔开大肌；在瞳孔周缘有环行的瞳孔括约肌，肌纤维被横切。后层细胞充满色素，界线不清（图9-3）。

 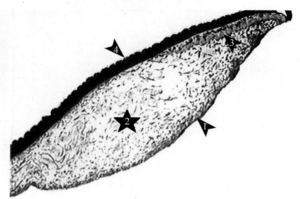

图 9-2 角膜 HE 100×
1. 角膜上皮 2. 前界层 3. 角膜基质
4. 后界层 5. 角膜内皮

图 9-3 虹膜 HE 40×
1. 前缘层 2. 虹膜基质 3. 肌层 4. 色素上皮

3. **睫状体** 位于虹膜的后外侧，前与虹膜相连，后与脉络膜相接，切面呈三角形，内侧有许多睫状突。睫状体可分三层。

（1）睫状肌层：位于外侧，是不同方向排列的平滑肌。

（2）血管层：位于睫状肌内侧，是富含血管的结缔组织。

（3）睫状上皮层：位于睫状体内表面，与视网膜相连，由两层细胞组成。外层为色素细胞，内层为胞质清亮的非色素细胞（图9-4）。

4. **晶状体** 位于虹膜之后，呈双凸椭圆形，染成红色。前面有单层立方上皮即晶体状体上皮。晶状体主要由许多平行排列的晶状体纤维组成（图9-5）。

图 9-4 睫状体 HE 100×
1. 虹膜 2. 角膜 3. 睫状肌层 4. 血管层
5. 睫状上皮层 6. 睫状突

图 9-5 晶状体 HE 100×
1. 晶状体 2. 角膜 3. 虹膜 4. 睫状体

5. **巩膜**   位于眼球后部的外面，由致密结缔组织构成。

6. **脉络膜**   位于巩膜内侧，由疏松结缔组织组成，内含丰富的血管和色素细胞（图9-6）。

7. **视网膜**   位于脉络膜的内面，由一层色素上皮和三层神经元构成。色素上皮往往与视网膜分离而紧贴脉络膜（图9-7）。

图 9-6   脉络膜   HE   40×
　　1.巩膜　2.脉络膜　3.视网膜

图 9-7   视网膜   HE   40×
　　1.视网膜　2.脉络膜　3.巩膜

8. **角膜缘**   为角膜与巩膜移行处。在角膜缘的内侧有巩膜静脉窦（许氏管），为一狭长腔隙，腔面被覆内皮。巩膜静脉窦的内侧为小梁网，由小梁和小梁间隙（方氏间隙）组成（图9-8、图9-9）。

图 9-8   眼球前部光镜图   HE   40×
　　1.角膜缘　2.角膜　3.巩膜　4.睫状体
　　5.虹膜　6.巩膜静脉窦　7.小梁网

图 9-9   角膜缘   HE   100×
　　1.巩膜静脉窦　2.小梁　3.虹膜　4.睫状体

[**高倍镜观察**]   重点观察视网膜的四层细胞。

1. **色素上皮细胞**   为单层立方细胞，胞质充满黑色素颗粒。

2. **视细胞**   有视锥细胞和视杆细胞两种。视细胞的树突伸向外侧，染成粉红色。视锥细胞的树突较粗，视杆细胞的树突呈细杆状，不易分辨。视细胞的胞核呈椭圆形，密集排列成较厚的一层。

3. **双极细胞**　位于视细胞内侧，胞核亦排列成较厚的一层。

4. **节细胞**　位于双极细胞的内侧，数量较少，胞体较大，胞核大而圆，染色浅，为多极神经元（图9-10）。

图 9-10　视网膜　HE　400×

1. 色素上皮层　2. 视细胞层　3. 双极细胞层　4. 节细胞层　5. 脉络膜

二、内　耳

[取材]　豚鼠的内耳

[染色]　HE

[肉眼观察]　标本呈不规则形，一侧有一锥形结构为耳蜗的垂直切面，中央染成红色的为蜗轴。蜗轴两侧各有三四个圆形断面，此为耳蜗的横切面。每个耳蜗的切面都被染成红色的螺旋板，分为上下两部，上为前庭阶，下为鼓室阶。两者之间有一三角形的腔，即膜蜗管（中间阶）见图9-11。

在耳蜗的四周染成红色的为颞骨的断面，其中有时可见半规管的断面。

[低倍镜观察]

1. **蜗轴**　由松质骨组成。由蜗轴突入耳蜗管内侧形成骨螺旋板，近蜗轴处有成群的双极神经元，即螺旋神经节。

2. **耳蜗**　选择一结构完整的耳蜗断面观察。每个耳蜗有三个管腔，位于中部外侧呈三角形的是膜蜗管，其上方为前庭阶，下方为鼓室阶（图9-12）。

3. 观察膜蜗管基底膜上的螺旋器。膜蜗管分为上壁、外壁和下壁。

（1）上壁：即前庭膜，为骨螺旋板至耳蜗外侧壁之间的一斜行薄膜，由结缔组织和两侧的单层扁平上皮（不易分辨）组成。

（2）外壁：即血管纹，为耳蜗外壁的一部分，由含血管的复层柱状上皮组成。

（3）下壁：由骨螺旋板和基底膜组成。基底膜含胶原纤维（听弦），其上方有由支持细胞和毛细胞组成的螺旋器（柯蒂器）（图9-13）。

[高倍镜观察]　重点观察膜蜗管基底膜上的螺旋器。膜蜗管分为上壁、外壁和下壁。

（1）内、外柱细胞：基部较宽，位于基底膜上，内含圆形的胞核，胞体中部细长，彼此分离，顶端彼此嵌合，围成一个三角形的内隧道。柱细胞胞质染色深。

（2）内指细胞：位于内柱细胞的内侧，仅一行，胞核位于细胞中部。

（3）内毛细胞：位于内指细胞上方，呈烧瓶状，顶部有静纤毛，仅一行。

（4）外指细胞：位于外柱细胞的外侧，胞核居细胞中部，有 3 ～ 4 行。

（5）外毛细胞：位于外指细胞上方，呈柱状，顶部有静纤毛，亦有 3 ～ 4 行（图 9-14）。

盖膜：覆盖在螺旋器的上方（经制片，盖膜与毛细胞分离）的胶质膜，主要由糖蛋白组成。

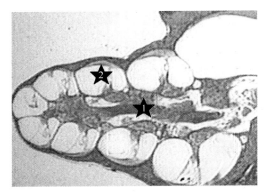

图 9-11　耳蜗　HE　40×

1.蜗轴　2.蜗螺旋管

图 9-12　蜗螺旋管　HE　100×

1.骨螺旋板　2.膜螺旋板　3.前庭膜

4.鼓阶　5.蜗管　6.前庭阶

图 9-13　蜗管　HE　100×

1.前庭膜　2.血管纹　3.膜螺旋板　4.螺旋器　5.盖膜

图 9-14　螺旋器　HE　400×

1.内柱细胞　2.外柱细胞　3.内指细胞

4.外指细胞　5.内毛细胞　6.外毛细胞

三、壶　腹　嵴

[取材]　豚鼠的内耳

[染色]　HE

[低倍镜观察]　壶腹嵴是由壶腹的一侧黏膜增厚突向腔内而形成（图9-15）。

[高倍镜观察]　壶腹嵴是由壶腹的一侧黏膜增厚突向腔内而形成。黏膜上皮由支持细胞和毛细胞组成。支持细胞呈高柱状，位于肌膜上，胞核呈卵圆形，居细胞基部。毛细胞呈烧瓶状，细胞基部位于支持细胞之间。细胞顶端的长纤毛伸入圆顶状壶腹嵴帽内，壶腹帽为糖蛋白组成的胶状物。上皮下的固有膜由较厚的结缔组织组成（图9-16）。

图9-15　壶腹嵴　HE　100×
1.壶腹嵴

图9-16　壶腹嵴　HE　400×
1.支持细胞　2.毛细胞　3.帽

四、位觉斑（椭圆囊斑和球囊斑）

[取材]　豚鼠的内耳

[染色]　HE

[低倍镜观察]　位觉斑是由椭圆囊和球状囊一侧的黏膜增厚隆起而形成。黏膜上皮由支持细胞和毛细胞组成（图9-17）。

[高倍镜观察]　位觉斑是由椭圆囊和球状囊一侧的黏膜增厚隆起而形成。黏膜上皮由支持细胞和毛细胞组成，上皮形态似壶腹嵴。主要不同是黏膜隆起较低，顶部的位砂膜表面含很小的紫红色的碳酸钙结晶体，即位砂（图9-18）。

图9-17　椭圆囊与球囊　HE　100×
1.前庭　2.椭圆囊　3.球囊
4.外淋巴　5.内淋巴　6.位觉斑

图9-18　位觉斑　HE　400×
1.支持细胞　2.毛细胞　3.耳石膜

眼和耳实训练习

_____年_____月_____日   第_____周   星期_____   记分_____

一、看图填空（50分）

图 9-01　眼球　HE　40×

1._____
2._____
3._____
4._____
5._____
6._____
7._____
8._____
9._____
10._____
11._____

前

后

图 9-02　角膜　HE　40×

a._____

b._____

c._____

d._____

e._____

二、据题意，在空格中填上正确名称（50分）

图 9-03 视网膜 HE 400×

图 9-04 _____ HE 100×

1._____ 2._____

3._____ 4._____

5._____ 6._____

7._____

图 9-05 蜗螺旋管 HE 40×

图 9-06 蜗螺旋管 HE 100×

a._____ b._____

c._____ d._____

1._____ 2._____

3._____ 4._____

5._____ 6._____

7._____ 8._____

9._____

批阅教师签名：_____

_____年____月____日

实验十　循环系统实验

【学习目标】

1. 掌握血管壁的分层。
2. 掌握大、中、小动脉壁的结构特点。
3. 熟悉毛细血管的结构特征与分类。
4. 熟悉心壁的结构与心传导系统的组成。
5. 了解静脉壁的结构。

【实验内容】

一、中动脉与中静脉

[取材]　狗的中动脉和中静脉

[染色]　HE

[肉眼观察]　有两个较大的血管横断面，其中一个管腔圆而规则，管壁较厚的为中动脉；另一个管壁塌陷，管腔大而不规则，管壁较薄的为中静脉。

（一）中动脉

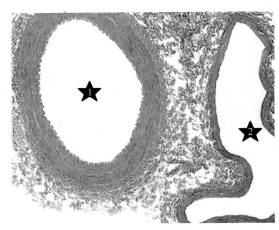

图 10-1　中动脉、中静脉　HE　40×
1. 中动脉　2. 中静脉

[低倍镜观察]　分清内膜、中膜和外膜三层结构（图 10-1）。

1. 内膜　为近管腔的一层，较薄，腔面被覆内皮，内皮下层极薄。与中膜交界处有一层折光性较强，呈波浪状，染成淡红色的内弹性膜。

2. 中膜　较厚，由十几或更多层环行平滑肌组成。平滑肌排列较紧密，肌间有少量胶原纤维和弹性纤维。

3. 外膜　厚度与中膜相近，由疏松结缔组织构成。近中膜处有外弹性膜为界，但不及内弹性膜明显，其外有排列疏散的弹性纤维，呈不规则的小条状。外膜中还有营养血管和神经（图 10-2）。

[高倍镜观察]　进一步逐层观察其细微结构（图 10-3）。

图 10-2　中动脉　HE　100×

1. 内膜　2. 中膜　3. 外膜　4. 内弹性膜
5. 外弹性膜　6. 中动脉管腔

图 10-3　中动脉　HE　400×

1. 内膜　2. 中膜　3. 内皮　4. 内弹性膜
5. 平滑肌纤维　6. 弹性纤维

（二）中静脉

[低倍转高倍镜观察]　管壁较中动脉薄，亦可分三层，但不如中动脉明显。中膜较薄，环行平滑肌少而排列疏松，但结缔组织成分较多。外膜较中膜厚，为疏松结缔组织，亦有营养血管和神经（图 10-4）。

图 10-4　中静脉　HE　100×

1. 内膜　2. 中膜　3. 外膜

二、大 动 脉

[取材]　狗的主动脉

[染色]　HE

[肉眼观察]　管腔大而圆的为大动脉，管壁塌陷致使管腔呈长条形的是大静脉。

[低倍镜观察]　可分为三层，但分界不明显。

1. 内膜　最薄，染色较浅，与中膜分界不清。

2. 中膜　最厚，主要由数十层环行排列的弹性膜组成。

3. 外膜　较薄，由结缔组织构成（图 10-5）。

[高倍镜观察]

1. 内膜　分为三层。

（1）内皮：仅见核突向管腔，常有内膜脱落。

（2）内皮下层：较中动脉厚，含胶原纤维、弹性纤维及平滑肌纤维。

（3）内弹性膜：有数层，与中膜的弹性膜相连，故与中膜无明显的界线（图 10-6）。

2. 中膜　有大量的弹性膜，呈波浪形，着粉红色，折光性强。其间夹有环行的平滑肌纤维，其核呈杆状。

3. 外膜　外弹性膜不明显，在结缔组织中含营养血管和神经的断面。

图 10-5　大动脉　HE　40×
1. 内膜　2. 中膜　3. 外膜

图 10-6　大动脉　HE　400×
1. 内皮　2. 内膜　3. 内皮下层　4. 内弹性膜
5. 中膜　6. 平滑肌纤维　7. 平滑肌细胞核

三、小动脉与小静脉

[取材]　狗的食管

[染色]　HE

[低倍镜观察]　寻找伴行的小动脉和小静脉的横切面观察。小动脉管壁厚，管腔小而圆，小静脉管壁薄，管腔大而不规则，而且有许多血细胞（图 10-7）。

[高倍镜观察]

1. 小动脉

（1）内膜：内皮的核突入腔内，内弹性膜明显（较小的小动脉，内弹性膜薄而不明显）。

（2）中膜：主要由数层环行排列的平滑肌组成。

（3）外膜：由结缔组织构成，与器官内的结缔组织相连续，无外弹性膜。

2. 小静脉

（1）内膜：很薄，仅见一层内皮，内层下层不明显。

（2）中膜：少量平滑肌纤维或无平滑肌纤维。

（3）外膜：薄，与周围结缔组织不易区别（图 10-8）。

图 10-7 小动脉、小静脉 HE 40×
1.小动脉 2.小静脉 3.平滑肌纤维

图 10-8 小动脉、静脉 HE 400×
1.内膜 2.中膜 3.外膜

四、心 脏

[取材] 羊的心脏

[染色] HE

[低倍镜观察] 心壁可分为三层，以心肌膜与心外膜为区别，心内膜内有致密结缔组织及染色浅、体积大的蒲肯野细胞，心外膜的结缔组织中有脂肪细胞及较多的神经束（图 10-9 ～图 10-12）。

图 10-9 心室壁整体观
HE 40×

图 10-10 心内膜、心肌膜 HE 40×
1.心内膜 2.心肌膜

图 10-11　心外膜、心肌膜　HE　40×

1. 心外膜　2. 心肌膜

图 10-12　心壁　HE　100×

1. 心内膜　2. 心肌膜　3. 内皮　4. 内皮下层
5. 心内膜下层　6. 浦肯野细胞（纤维）

[高倍镜观察]

1. 心内膜

（1）内皮：胞核呈扁圆形。

（2）内皮下层：为致密结缔组织。

（3）心内膜下层：由疏松结缔组织组成。有的部位含浦肯野细胞（束细胞），直径较心肌纤维粗，胞质丰富，染色浅，有 1 ～ 2 个核居中央，横纹不明显（图 10-13）。

2. 心肌膜　由心肌构成，由于肌纤维呈螺旋状排列，故可见纵、横、斜行等各种切面。其间有丰富的毛细血管和少量的结缔组织。

3. 心外膜　由外表面的间皮（常脱落）和间皮下薄层结缔组织构成，其中含血管、神经和脂肪组织（图 10-14）。

图 10-13　心内膜　HE　400×

1. 内皮　2. 浦肯野纤维（纵切）　3. 闰盘　4. 心肌膜

图 10-14　心外膜　HE　400×

1. 心外膜　2. 心肌膜　3. 无髓神经纤维

五、毛细血管

[取材]　羊的心脏

[染色]　HE

[低倍镜观察]　在心肌膜寻找心肌的纵切面和横切面，由于毛细血管顺心肌行走方向排列，故毛细血管的纵切面应在心肌纵切面之间观察，而毛细血管横切面则在心肌横切面之间观察（图10-15）。

[高倍镜观察]

1. 毛细血管纵切面　管径小，管腔内只可容纳1～2行血细胞通过。管壁薄，主要由一层内皮构成，其核呈椭圆形，顺血管长轴排列（图10-16）。

图 10-15　毛细血管　HE　100×

1.毛细血管（纵切）　2.毛细血管（横切）

图 10-16　毛细血管（纵切）　HE　400×

1.毛细血管　2.内皮　3.周细胞　4.红细胞
5.骨骼肌纤维　6.骨骼肌细胞核

2. 毛细血管横切面　管壁由2～3个内皮细胞围成，也可只有一个内皮细胞围成呈指环状，内皮细胞核因收缩关系突入管腔，腔内有1～2个血细胞（图10-17）。

图 10-17　毛细血管（横切）　HE　400×

1.毛细血管　2.内皮

六、微动脉与微静脉

[取材]　兔的肠系膜

[染色]　HE

[低倍镜观察]　有粗细不等的微血管及毛细血管网。

1. **微动脉**　管径较细，管壁较厚，管壁上的平滑肌纤维的核呈长圆形，排列密而整齐并与管之长径垂直。

2. **微静脉**　与微动脉平行，管径稍粗，管壁较薄，只有断续的平滑肌纤维核（图10-18）。

图 10-18　血管　HE　400×

1. 微动脉　2. 微静脉　3. 毛细血管

循环系统实训练习

_____年_____月_____日　第_____周　星期_____　记分_____

一、读图（25 分）

下列是一组心脏系列的镜下观图片，据题意，我们采取循序渐进的方法，完成下列的各项要求。

用线条把左边的文字与图片中的结构相连接，并在空格内填上其结构名称。

心肌膜

心外膜

心内膜

图 10-01　心脏　HE　40～400×

1._____　　2._____　　3._____

4._____　　5._____　　6._____

7._____　　8._____　　9._____

这是一组血管系列的镜下观图片，据题意，在空格内填上它的结构名称。

1.＿＿＿＿＿＿＿＿＿   2.＿＿＿＿＿＿＿＿＿

1.＿＿＿＿＿＿＿＿＿   2.＿＿＿＿＿＿＿＿＿
3.＿＿＿＿＿＿＿＿＿   4.＿＿＿＿＿＿＿＿＿

1.＿＿＿＿＿＿＿＿

2.＿＿＿＿＿＿＿＿

3.＿＿＿＿＿＿＿＿

4.＿＿＿＿＿＿＿＿

5.＿＿＿＿＿＿＿＿

图 10-02   血管   HE   40 ～ 400×

二、看图填空（25分）

下列是四种血管管壁横切面，请在图形中间的括号里填上血管的名称。

图 10-03   血管   HE、特染   40 ～ 100×

1._____

2._____

3._____

4._____

5._____

图 10-04　毛细血管　HE　400×

三、电镜图像实训练习（10 分）

根据三种不同毛细血管电镜像的结构特点，判断它属哪一类型的毛细血管。

_____　　　　　　　_____

_____

图 10-05　毛细血管透射像

四、综合分析（40分）

这是哪类血管？你知道吗？请正确填在横线内，并通过表格形式填上其形态特征。

_____　　　　　　_____

_____　　　　　　_____

图 10-06　血管　HE　400×

表 10-01　血管形态特征

		小动脉	微动脉	毛细血管
内膜	内皮			
	内皮下层			
	内弹性膜			
中膜	平滑肌			
	弹性膜			
外膜	外弹性膜			

批阅教师签名：_____

_____年____月____日

实验十一　皮肤实验

【学习目标】

1. 掌握掌皮、头皮、体皮的组织结构特点。
2. 熟悉汗腺、皮脂腺和毛发的微细结构。

【实验内容】

一、掌　皮

[取材]　人的掌皮

[染色]　HE

[低倍镜观察]　分辨表皮、真皮和皮下组织。

1. **表皮**　为角化的复层鳞状上皮。表面染成红色，很厚的是角质层，上皮与真皮交界处凹凸不平（图 11-1）。

2. **真皮**　位于表皮下方，可分为两层。

（1）乳头层：紧靠表皮，较薄，由疏松结缔组织构成。此层组织向表皮基底面凸出形成许多乳头状隆起，称为真皮乳头。

（2）网状层：在乳头层下方，较厚，由致密结缔组织构成。此层与乳头层无明显界线（图 11-2）。

图 11-1　掌皮　HE　40×
1.表皮　2.真皮

图 11-2　掌皮　HE　40×
1.表皮　2.真皮　3.乳头层　4.网状层　5.真皮乳头

3. **皮下组织（浅筋膜）**　位于网状层的深面，由疏松结缔组织和脂肪组织构成。此层与网状层无明显界线。有时可见体积大、由扁平细胞呈同心圆排列的环层小体。

重点观察表皮的分层：由基层向表面观察。

（1）基底层：为一层矮柱状的基底细胞，胞质嗜碱性较强。

（2）棘层：为数层多边形细胞，界线清楚，相邻细胞棘状突起相接形成细胞间桥，此细胞称为棘细胞。

（3）颗粒层：为2～3层梭形细胞，胞质内含许多大小不一的蓝紫色颗粒，称为透明角质颗粒。

（4）透明层：为2～3层扁平细胞，胞核已退化消失，细胞呈均质透明状，胞质染成红色，细胞界线不清。

（5）角质层：由许多层角质细胞组成，无细胞核，细胞呈嗜酸性均质状，界线不清。该层有螺旋状的汗腺导管穿行，故显一连串的腔隙（图11-3）。

[高倍镜观察]　重点观察真皮内结构。

1.真皮乳头　内含许多毛细血管或触觉小体，后者为椭圆形，外包结缔组织被囊，内由数层横列的扁平触觉细胞构成（图11-4）。

2.汗腺　为单管腺，由分泌部和导管组成。分泌部位于真皮的深层或皮下组织中，由于分泌部盘曲成团，故成群存在。分泌部管径较粗，由单层矮柱状上皮围成，腺细胞染色较浅。腺细胞与肌膜之间有肌上皮细胞，胞质染色较深，胞核小而着色较深。导管的管径较细，由两层立方上皮细胞构成，细胞小，胞质嗜碱性，染色深（图11-5、图11-6）。

图11-3　掌皮　HE　100×

1.基底层　2.棘层　3.颗粒层　4.透明层　5.角质层

图11-4　真皮乳头　HE　400×

1.触觉小体

图11-5　皮下组织　HE　100×

1.汗腺　2.分泌管　3.导管

图11-6　汗腺　HE　400×

1.分泌管　2.腺细胞　3.导管

二、头 皮

[取材] 人的头皮

[染色] HE

[低倍镜观察] 重点观察毛囊、皮脂腺和立毛肌。

1. **表皮** 较薄，由角化的复层鳞状上皮组成。角质层和颗粒层很薄，透明层不明显。

2. **真皮** 较厚，由结缔组织组成。其中有皮脂腺、汗腺、毛囊及立毛肌。

3. **皮下组织** 为大量脂肪组织，可有毛囊和汗腺（图11-7）。

4. **毛囊** 选择一毛囊的纵切面观察。毛囊包裹着毛根，分为四层，内层由数层上皮细胞构成，称为上皮根鞘，外层由致密结缔组织构成，称为结缔组织鞘，与真皮组织无明显分界。毛根由数层含黑色素的角化上皮细胞构成（图11-8）。

5. **皮脂腺** 位于毛囊与立毛肌之间，为泡状腺。分泌部为实心的细胞团，外层细胞较小，染色较深，中心细胞体积大，多边形，胞质充满小脂滴，染色浅，胞核固缩或消失。导管短，由复层鳞状上皮构成，与毛囊上皮相连。

6. **立毛肌** 位于毛发与皮肤所成的钝角侧，为一斜行的平滑肌束，它一端附于毛囊，另一端止于真皮乳头层（图11-9、图11-10）。

图 11-7 头皮 HE 100×

1. 表皮 2. 真皮 3. 毛囊 4. 毛根 5. 皮脂腺

图 11-8 头皮 HE 100×

1. 毛根 2. 毛囊 3. 毛球 4. 毛乳头

图 11-9 皮脂腺与立毛肌 HE 100×

1. 皮脂腺 2. 立毛肌 3. 毛囊

图 11-10 皮脂腺与立毛肌 HE 400×

1. 皮脂腺 2. 腺细胞 3. 细胞核 4. 脂滴 5. 立毛肌

三、体 皮

[取材] 人的体皮

[染色] HE

[低倍镜观察] 体皮与头皮的组织结构相似，主要不同是毛发少且细小，皮脂腺和立毛肌少；表皮基底层细胞含黑色素颗粒较多（图 11-11）。

图 11-11   体皮   HE   40×

1.表皮   2.真皮   3.汗腺

皮肤实训练习

_____年_____月_____日   第_____周   星期_____   记分_____

一、认图（40分）

1. 分清皮肤的组成（20分）

图 11-01　皮肤（掌皮）　HE　40×

a._____

b._____

c._____

d._____上皮

2. 正确填上下列三种不同类型的皮肤图片（20分）

图 11-02　皮肤　HE　40×

_____皮　　　　_____皮　　　　_____皮

二、看图划线（30分）

用箭头或线把左、右两边相对应的结构连接起来。

棘层

基底层

透明层

角化层

颗粒层

真皮乳头层

图 11-03　掌皮（HE　400×）

三、看图填空（30分）

图 11-04　头皮　HE　400×　（1）

a._____

图 11-05　头皮（HE　400×）（2）

b._____

图 11-06　皮肤的附属结构　HE　100×

c._____

批阅教师签名：_____

_____年___月___日

实验十二　免疫系统实验

【学习目标】

1. 掌握淋巴结的组织结构特点。
2. 掌握脾脏的微细结构特征。
3. 熟悉胸腺的组织结构特征。

【实验内容】

一、淋巴结

[取材]　猫的淋巴结

[染色]　HE

[肉眼观察]　淋巴结的纵切面呈椭圆形，为实质性器官。表面染成红色的结构是被膜，被膜下着深蓝色的结构为皮质，中央部分着浅蓝色的结构为髓质。有的标本在一侧有凹陷而无皮质结构是淋巴结门。

[低倍镜观察]

1. 被膜和小梁　表面由薄层致密结缔组织构成的被膜，被膜组织伸入实质成为小梁，各种切面的小梁被染成红色，其内面可有血管断面。有的标本可见淋巴结门，其内有脂肪组织、小血管和输出淋巴管的断面（图 12-1 ～图 12-4）。

图 12-1　淋巴结（整体观）　HE　40×
1. 被膜　2. 皮质　3. 髓质　4. 淋巴结门部

图 12-2　淋巴结　HE　40×
1. 被膜　2. 皮质　3. 髓质

2. 皮质　位于被膜的深面。

（1）淋巴小结：是由密集淋巴组织构成的圆形或椭圆形结构，多个，成单层排列，分布于皮质浅层。淋巴小结的周围部着色较深，中央部着色较浅，称为生发中心。

（2）胸腺依赖区（副皮质区）：为分布于淋巴小结之间和皮质深层的弥散淋巴组织，其边界不明显（图 12-5）。

（3）皮质淋巴窦（皮窦）：分布于被膜与淋巴组织之间，以及小梁与淋巴组织之间（图12-5）。皮窦较窄小，结构疏松，染色较浅（图12-6）。

图 12-3　淋巴结皮质　HE　40×
1.被膜　2.皮质　3.输入淋巴管　4.小梁

图 12-4　淋巴结门　HE　40×
1.淋巴结门部　2.皮质

图 12-5　淋巴结皮质　HE　40×
1.淋巴小结　2.生发中心　3.副皮质区（胸腺依赖区）
4.小梁　5.皮质淋巴窦　6.生发中心

图 12-6　淋巴结皮质　HE　100×
1.淋巴小结　2.生发中心　3.副皮质区（胸腺依赖区）
4.小梁　5.皮质淋巴窦

3. 髓质　位于皮质的深层（图12-7），与皮质无明显的界线。

（1）髓索：是由密集的淋巴组织构成，呈不规则的条索状，粗细不等。

（2）髓质淋巴窦（髓窦）：分布于髓索与髓索之间，以及髓索与小梁之间。髓索较大，容易分辨。

[高倍镜观察]

1. 皮质

（1）淋巴小结：周围部为密集的小淋巴细胞，核小，染色较深。胞质少而着色浅。

图 12-7　淋巴结髓质　HE　40×
1.髓索　2.髓窦　3.皮质　4.小梁

中央的生发中心主要由网状细胞、巨噬细胞、中淋巴细胞和大淋巴细胞等组成（不必区分），由于细胞着色浅，故生发中心着色淡。

（2）副皮质区（胸腺依赖区）：主要由小淋巴细胞组成（图12-8～图12-10）。

2.髓质　着重观察髓窦。窦壁由扁平的内皮细胞围成，核扁，胞质少，紧贴髓索及小梁表面。窦内的网状细胞有突起呈星形，彼此相连；核较大为圆形，着色浅，核仁明显；胞质染粉红色。窦内的巨噬细胞较大，呈卵圆形或不规则形；核较小，染色较深；胞质较多，染成红色。有的细胞的胞质含吞噬的异物（图12-11）。

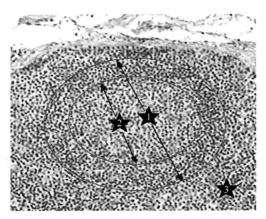

图12-8　淋巴小结　HE　400×
1.淋巴小结　2.生发中心　3.副皮质区

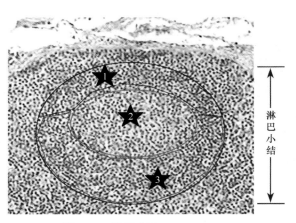

图12-9　淋巴小结　HE　400×
1.小结帽　2.明区　3.暗区

图12-10　淋巴结副皮质区　HE　400×
1.网状细胞　2.淋巴细胞　3.巨噬细胞　4.毛细血管后微静脉

图12-11　淋巴结髓质　HE　400×
1.髓索　2.髓窦　3.小梁　4.网状细胞　5.淋巴细胞

二、脾　脏

[取材]　人的脾脏

[染色]　HE

[低倍镜观察]

1.被膜和小梁　由较厚的致密结缔组织构成。被膜组织伸入实质形成小梁，其中可有血管断面（图12-12）。

2. 白髓　染成深蓝色，由动脉周围淋巴鞘、淋巴小结（也称为脾小结）、边缘区构成。白髓散在红髓之间分布，呈圆形、椭圆形或条索状（图 12-13）。

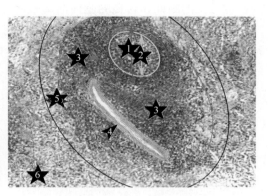

图 12-12　脾脏　HE　40×
1. 被膜　2. 红髓　3. 白髓

图 12-13　白髓　HE　100×
1. 淋巴小结　2. 生发中心　3. 动脉周围淋巴鞘
4. 中央动脉　5. 边缘区　6. 红髓

3. 红髓　分布于白髓之间，由脾索和脾窦构成。脾索染成红色，呈条索状，脾索之间的狭窄空隙为脾窦（图 12-14）。

[高倍镜观察]

1. 被膜和小梁　被膜的致密结缔组织中含弹性纤维和平滑肌纤维。被膜的表面覆盖间皮。实质中有小梁的各种断面，其内有时可见管腔较大的小梁动脉或小梁静脉的横断面（图 12-15）。

图 12-14　红髓　HE　100×
1. 红髓　2. 髓索　3. 髓窦　4. 白髓

图 12-15　脾的被膜与小梁　HE　400×
1. 被膜　2. 小梁

2. 白髓

（1）动脉周围淋巴鞘：是围绕中央动脉周围的弥散淋巴组织，呈长筒状，可见各种切面。中央动脉管壁的内膜有内皮和内弹性膜，中膜有 1 ～ 2 层平滑肌环绕。淋巴组织以小淋巴细胞为主（图 12-16）。

（2）淋巴小结：为脾小结，位于动脉周围淋巴鞘的一侧。脾小结内可有中央动脉分支的断面，并常见有生发中心。

3. 红髓

（1）脾窦（血窦）：为不规则的腔隙，窦壁内皮细胞附于脾索，呈长杆状，可见它的各种分支的断面，含核的胞体向窦腔内隆起。窦腔内有少量血细胞。

（2）脾索：位于脾窦之间，呈不规则或条索状，主要由网状组织构成，网膜中含各种血细胞、巨噬细胞等，不必分辨（图 12-17）。

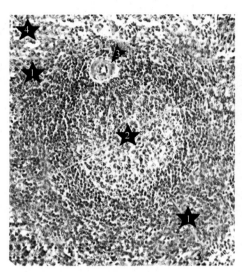

图 12-16　动脉周围淋巴鞘　HE　400×

1.动脉周围淋巴鞘　2.脾小结　3.中央动脉　4.边缘区

图 12-17　红髓　HE　400×

1. 脾索　2. 脾窦　3. 内皮细胞　4. 巨噬细胞

三、胸　腺

[取材]　狗的胸腺

[染色]　HE

[低倍镜观察]

1. 被膜和小叶间隔　表面薄层结缔组织为被膜，它伸入胸腺实质为小叶间隔，将胸腺分成许多大小不等，不完全分割的胸腺小叶。

2. 皮质　位于小叶的周边部分，淋巴细胞多而密集，着色较深。

3. 髓质　位于小叶的中央部分，与皮质无明显界线。其内细胞较少而排列稀松，故着色较浅。由于皮质未完全包裹小叶，相邻小叶的髓质彼此相连。有的髓质内可见大小不一染成粉红色的椭圆形小体，称为胸腺小体（图 12-18、图 12-19）。

[高倍镜观察]

1. 皮质　主要由大量密集的淋巴细胞（胸腺细胞）和少量的上皮性网状细胞组成。淋巴细胞核染色深，胞质很少。上皮性网状细胞核较大，呈椭圆形，染色浅，胞质着浅红色（图 12-20）。

2. 髓质　主要由较多的上皮性网状细胞和较少的淋巴细胞组成。细胞排列较分散。胸腺小体呈椭圆形或不规则形，由多层扁平的上皮性网状细胞围成（注意胸腺小体与血管横切面相区别）。小体中央的细胞已变性，胞核消失，胞质呈红色均质状，或崩解成碎片，结构不清；小体外层的细胞核清楚，呈新月形（图 12-21）。

图 12-18 胸腺 HE 40×

1.被膜 2.小叶间隙 3.胸腺小叶 4.皮质 5.髓质

图 12-19 胸腺 HE 100×

1.皮质 2.髓质 3.胸腺小体

图 12-20 胸腺皮质 HE 400×

1.被膜 2.胸腺细胞 3.上皮性网状细胞 4.巨噬细胞

图 12-21 胸腺小体 HE 400×

1.上皮性网状细胞 2.胸腺细胞 3.胸腺小体

免疫系统实训练习

_____年_____月_____日   第_____周   星期_____   记分_____

一、跟我学（50分）

免疫系统由_____、_____和_____组成。其中，淋巴细胞分为四类：即_____、_____、_____和_____。

淋巴结中的淋巴小结主要由_____细胞构成；而脾动脉周围淋巴鞘主要由_____构成。

（一）胸腺（10分）

胸腺实质的主要细胞为大量的_____和少量的_____。请根据下列两幅胸腺图片，完成填空。

图 12-01　胸腺　HE　40×

图 12-02　胸腺　HE　400×

1._____   2._____   1._____   2._____

3._____   3._____

胸腺的功能是：①胸腺上皮细胞分泌多种激素，是_____、_____、_____和_____。②培育选择_____。

（二）淋巴结（20分）

除了淋巴结的一般结构外，淋巴结的实质部分是由浅层的_____和深层的_____组成。那么，同学们，下面是一系列有关淋巴结的问题，你能做得出来吗？好的，试一试吧！据题意：

1.据两边的文字对照相应的组织结构名称用线条一一连接起来。

被膜　　　　　　　　　淋巴小结

髓质

皮质

淋巴结门部

图 12-03　淋巴结整体观　HE　40×

2. 填空。

图 12-04　淋巴结　HE　100×

1.＿＿＿＿＿＿＿＿＿＿＿

2.＿＿＿＿＿＿＿＿＿＿＿

3.＿＿＿＿＿＿＿＿＿＿＿

4.＿＿＿＿＿＿＿＿＿＿＿

5.＿＿＿＿＿＿＿＿＿＿＿

6.＿＿＿＿＿＿＿＿＿＿＿

7.＿＿＿＿＿＿＿＿＿＿＿

8.＿＿＿＿＿＿＿＿＿＿＿

9.＿＿＿＿＿＿＿＿＿＿＿

10.＿＿＿＿＿＿＿＿＿＿

11.＿＿＿＿＿＿＿＿＿＿

（三）脾（20分）

填空。

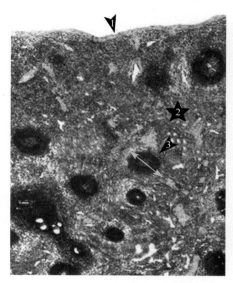

图 12-05　脾　HE　40×

1.＿＿＿＿＿＿＿＿＿＿＿

2.＿＿＿＿＿＿＿＿＿＿＿

3.＿＿＿＿＿＿＿＿＿＿＿

图 12-06   脾   HE   400×

1.＿＿＿＿＿＿＿＿＿＿＿
2.＿＿＿＿＿＿＿＿＿＿＿
3.＿＿＿＿＿＿＿＿＿＿＿
4.＿＿＿＿＿＿＿＿＿＿＿
5.＿＿＿＿＿＿＿＿＿＿＿
6.＿＿＿＿＿＿＿＿＿＿＿
7.＿＿＿＿＿＿＿＿＿＿＿

图 12-07   脾   HE   400×

1.＿＿＿＿＿＿＿＿＿＿＿

2.＿＿＿＿＿＿＿＿＿＿＿

3.＿＿＿＿＿＿＿＿＿＿＿

二、这是什么器官？请填在括号内（20 分）

（　　　　　　　）　　　（　　　　　　　）

（　　　　　　）　　　　　　（　　　　　　　　　）

图 12-08　免疫器官　HE　40×

三、绘图（30 分）

请在低倍镜下绘制淋巴小结、副皮质区、被膜、皮质淋巴窦及小梁。

图 12-09　淋巴结　HE　40×

批阅教师签名：_____

_____年___月___日

实验十三　内分泌系统实验

【学习目标】

1. 掌握甲状腺的组织结构与功能。
2. 熟悉甲状旁腺的组织结构与功能。
3. 掌握肾上腺皮质与髓质的结构组织特点与功能。
4. 熟悉脑垂体的分部。
5. 掌握腺垂体远侧部各种腺细胞的形态结构与功能。
6. 熟悉神经垂体的结构特点与功能。

【实验内容】

一、甲　状　腺

[取材]　狗的甲状腺

[染色]　HE

[低倍镜观察]

1. 被膜　甲状腺的一侧有薄层致密结缔组织构成的被膜。

2. 实质　由许多大小不一的滤泡构成。滤泡壁由单层上皮构成，滤泡腔内充满红色的均质胶质。滤泡之间的结缔组织中有丰富的毛细血管（图 13-1、图 13-2）。

图 13-1　甲状腺、甲状旁腺　HE　40×
1. 甲状腺　2. 甲状旁腺

图 13-2　甲状腺　HE　100×
1. 甲状腺滤泡　2. 滤泡间质　3. 胶质

[高倍镜观察]

1. **滤泡**　由单层立方上皮围成。核圆，胞质着色较浅。滤泡腔内充满红色的胶质，是一种碘化的甲状腺球蛋白（图13-3）。

2. **滤泡旁细胞**　又称亮细胞或C细胞，位于滤泡壁上皮之间单个或成群分布。体积较大，形状多样，呈卵圆形、多边形或梭形等，核较大，着色浅，胞质染色浅（图13-4）。

图13-3　甲状腺　HE　400×

1. 滤泡上皮　2. 滤泡细胞　3. 甲状腺滤泡旁细胞
4. 滤泡腔

图13-4　甲状腺　HE　400×

1. 滤泡细胞　2. 滤泡旁细胞

二、甲状旁腺

[**取材**]　狗的甲状旁腺

[**染色**]　HE

[**肉眼观察**]　甲状腺边缘一蓝紫色的卵圆形小块组织。

[**低倍镜观察**]

1. **被膜**　由薄层结缔组织组成。

2. **实质**　腺细胞密集排列成索或成团，其间有少量结缔组织和丰富的毛细血管（图13-5）。

[**高倍镜观察**]　腺细胞有两种。

1. **主细胞**　数量很多。细胞呈多边形，由于制片时胞质收缩，细胞界线不清楚。核圆，染色较浅。

2. **嗜酸性细胞**　数量少，单个或成小群分布于主细胞之间，较主细胞大，核小且染色深，胞质呈嗜酸性（图13-6）。

图13-5　甲状旁腺　HE　40×

1. 甲状旁腺　2. 甲状腺

图13-6　甲状旁腺　HE　400×

1. 主细胞　2. 嗜酸性细胞　3. 毛细血管

三、肾 上 腺

[取材] 猫的肾上腺

[染色] HE

图 13-7　肾上腺　HE　40×

1.被膜　2.皮质　3.髓质　4.球状带　5.束状带　6.网状带

[低倍镜观察]

1. 被膜　位于外表面，由结缔组织构成。

2. 皮质　由于细胞排列不同，依次分为三带。三带之间无明显界线，而是逐渐过渡的。

（1）球状带：位于被膜下，较薄，腺细胞排列成团。

（2）束状带：位于球状带的深面，最厚，腺细胞排列成条索状。

（3）网状带：位于束状带的深面，较薄，腺细胞排列成索且相互吻合成网。

3. 髓质　位于中央，较薄，与网状带分界常不整齐（图 13-7）。髓质细胞被染成黄褐色，故又称嗜铬细胞。细胞排列成索或团状，并相互连接成网，还有管腔较大的中央静脉或其属支。

[高倍镜观察]

1. 皮质

（1）球状带：细胞较小，呈矮柱状或多边形，核圆，染色深，胞质染色略深，内含空泡小且少。细胞团之间有血窦（图 13-8）。

（2）束状带：细胞较大，呈多边形，胞质内充满脂滴，故呈泡沫状，核染色较浅。细胞索间有血窦（图 13-9）。

图 13-8　肾上腺球状带　HE　400×

图 13-9　肾上腺束状带　HE　400×

（3）网状带：细胞小，呈不规则形，有些细胞核固缩，染色深，胞质含脂滴较少。细胞索吻合成网，网眼内有血窦（图13-10）。

2. 髓质

（1）嗜铬细胞：胞体较大，呈多边形，胞质含黄褐色的嗜铬颗粒（由于固定液内含铬盐，胞质内的颗粒可被铬盐染成黄褐色），核圆，染色浅。细胞索或团之间有血窦。

（2）交感神经节细胞：为多极神经元，数量少，单个或2～3个成群散在于髓质。

（3）中央静脉：管腔大，管壁厚薄不匀，由于纵行平滑肌多成束排列所致（图13-11）。

图 13-10　肾上腺网状带　HE　400×

图 13-11　肾上腺髓质　HE　400×

1. 嗜铬细胞

四、脑 垂 体

[取材]　猫的脑垂体

[染色]　HE

[肉眼观察]　标本为椭圆形，染色深的是远侧部，染色浅的为神经部。两者之间有一裂隙相分隔。

[低倍镜观察]　分辨远侧部、神经部和中间部的位置及结构。

1. 远侧部（前叶）　腺细胞密集排列成索或团状，其间有丰富的血窦。

2. 神经部（后叶）　被染成浅红色的神经纤维多，细胞成分较少。

3. 中间部　位于裂隙的后壁，紧贴神经部，为一狭长区域。腺细胞排列成滤泡状或索状、团状等（图13-12、图13-13）。

图 13-12　脑垂体整体观　HE　40×

[高倍镜观察]

1. 远侧部　根据胞质的染色不同，腺细胞分为三种。

（1）嗜酸性细胞：胞体较大，细胞界线清楚，胞质染成红色。细胞数量较多。

（2）嗜碱性细胞：胞体最大，细胞界线不清楚，胞质染成紫蓝色。细胞数量较少。

（3）嫌色细胞：胞体最小，细胞排列成团，由于胞质少且染色很浅，故细胞界线不明显。细胞数量最多（图 13-14）。

图 13-13　脑垂体　HE　400×

1. 远侧部　2. 中间部　3. 神经部

图 13-14　脑垂体远侧部　HE　400×

1. 嗜酸性细胞　2. 嗜碱性细胞　3. 嫌色细胞

2. 中间部　由单层立方或矮柱状细胞围成滤泡，腔内有红色胶质。滤泡周围有嫌色细胞和嗜碱性细胞（图 13-15）。

3. 神经部　有大量被染成浅红色的无髓神经纤维；其间散在的细胞核为神经胶质细胞核；还有大小不一的圆形或卵圆形被染成粉红色的均质小块，称为赫令体；有较丰富的血窦（图 13-16）。

图 13-15　脑垂体中间部　HE　400×

1. 滤泡　2. 胶质

图 13-16　脑垂体神经部　HE　400×

1. 垂体细胞　2. 赫令体　3. 毛细血管

内分泌系统实训练习

_____年_____月_____日　　第_____周　　星期_____　　记分_____

一、读图（20分）

下列是何种组织器官？请把组织器官的名称填在图片下的括号内。

（　　　　　　）　　　　　　　　　（　　　　　　）

（　　　　　　）　　　　　　　　　（　　　　　　）

图 13-01　内分泌器官　HE　40×

二、跟我学（80分）

（一）甲状腺与甲状旁腺（20分）

甲状腺是人体内最大的内分泌腺，其实质是大量的由单层立方上皮围成囊泡状的_____、_____与_____组成。甲状腺滤泡上皮合成分泌_____，它能促进机体新陈代谢、生长、发育及神经兴奋性。因此，甲状腺激素分泌不足 → 导致幼儿_____和成人_____；如分泌过多 → 引起_____；分布于滤泡间或滤泡上皮细胞间的滤泡旁细胞分泌_____；其功能是_____。现在，请同学们认一认下列有关甲状腺方面的图片知识。

图 13-02　甲状腺与甲状旁腺　HE　40×

1._____

2._____

图 13-03　甲状腺　HE　100×

1._____

2._____

3._____

图 13-04　甲状腺　HE　400×

1._____

2._____

3._____

（二）肾上腺（30分）

　　下列图片中间的是一幅肾上腺的低倍镜观，以它为核心，四周是它各层的高倍镜观图片，请你用线条把四周的高倍镜层次图与它低倍镜结构区域一一相连起来。另把它所属的层次填在图片下的括号内，而且填上根据不同的层次所分泌的激素名称及功能。

（　　　　　　）

分泌的激素：＿＿＿＿＿＿＿＿＿

功能：＿＿＿＿＿＿＿＿＿

（　　　　　　）

分泌的激素：＿＿＿＿＿＿＿＿＿

功能：＿＿＿＿＿＿＿＿＿

图 13-05　肾上腺　HE　40～400×

（　　　　　　）

分泌的激素：＿＿＿＿＿＿＿＿＿

功能：＿＿＿＿＿＿＿＿＿

（　　　　　　）

分泌的激素：＿＿＿＿＿＿＿＿＿

功能：＿＿＿＿＿＿＿＿＿

（三）脑垂体（30分）

1. 你能否在 a、b、c 图片下括号内填上所含的区域并用线条与脑垂体整体观相对应的部位连接起来？

a （   ）   b （   ）   c （   ）

图 13-06   脑垂体   HE   400×、40×

2. 下图是脑垂体远侧部高倍镜观，你能说出图中标注指的是什么细胞吗？

1._____

2._____

3._____

图 13-07   脑垂体远侧部   HE   400×

3. 根据图 13-07 脑垂体远侧部的高倍镜观察填空：

（1）嗜酸性细胞：占远侧部细胞总数的 40% 左右。

a. 内含＿＿＿＿＿＿＿细胞，分泌＿＿＿＿＿＿＿激素。

功能：＿＿＿＿＿＿＿＿＿＿＿＿＿＿＿＿＿＿＿＿＿＿＿＿＿＿＿＿。

分泌不足 →＿＿＿＿＿＿＿＿＿＿＿＿＿。

分泌过多 → 儿童：＿＿＿＿＿＿＿，成人：＿＿＿＿＿＿＿。

b. 内含＿＿＿＿＿＿＿细胞，分泌＿＿＿＿＿＿＿激素。

功能：＿＿＿＿＿＿＿＿＿＿＿＿＿＿＿＿＿＿＿＿＿＿＿＿＿＿＿＿。

（2）嗜碱性细胞：占远侧部细胞总数的 40% 左右。

a. 内含＿＿＿＿＿＿＿细胞，分泌＿＿＿＿＿＿＿激素。

b. 内含＿＿＿＿＿＿＿细胞，分泌＿＿＿＿＿＿＿激素。

c. 内含＿＿＿＿＿＿＿细胞，分泌＿＿＿＿＿＿＿激素、＿＿＿＿＿＿＿激素、＿＿＿＿＿＿＿激素。

批阅教师签名：＿＿＿＿＿＿＿

＿＿＿＿＿年＿＿＿月＿＿＿日

实验十四　消化管实验

【学习目标】

1.掌握消化管壁的分层及变化规律。
2.熟悉食管壁的结构。
3.低倍镜下分清胃壁的层次结构，重点掌握胃底腺的组成及细胞的功能。
4.掌握三种小肠黏膜的各自不同的结构特征。
5.掌握阑尾壁的微细结构及重要的临床意义。
6.熟悉结肠壁的结构。

【实验内容】

一、食　管

[取材]　狗的食管
[染色]　HE
[低倍镜观察]　由腔面依次向外观察（图14-1）。

1.**黏膜**　上皮为未角化复层扁平上皮，很厚。上皮基底部不平整，可见染色浅淡的结缔组织乳头的横切面。固有层为细密结缔组织，内有小血管与食管腺导管，导管上皮为复层，外周常有淋巴细胞聚集，黏膜肌层为一层较厚的纵行平滑肌（图14-2）。

图14-1　食管整体观　HE　40×
1.黏膜　2.黏膜下层　3.肌层　4.外膜

图14-2　食管壁　HE　100×
1.黏膜　2.未角化的复层扁平上皮　3.固有层　4.黏膜肌层

2.**黏膜下层**　为疏松结缔组织，内有食管腺导管、黏液性和混合性的食管腺腺泡及黏膜下神经丛等（图14-3）。

3.**肌层**　为内环、外纵两层，若切到食管上1/4为骨骼肌，下1/2为平滑肌，中1/4

为混合型。肌层间有少量结缔组织及肌间神经丛。

4. 外膜　由疏松结缔组织组成（图14-4），其中含有较大的血管、神经丛等。

[高倍镜观察]　黏膜下神经丛或肌间神经丛内可见几个神经元胞体，胞质染成紫蓝色，核大而圆，染色浅，核仁明显。神经元周围有较多无髓神经纤维和神经胶质细胞。

图14-3　食管壁　HE　100×

1. 肌层　2. 食管腺

图14-4　食管壁　HE　100×

1. 黏膜下层　2. 肌层　3. 环形肌　4. 纵行肌　5. 浆膜

二、胃　底

[取材]　狗的胃底

[染色]　HE

[低倍镜观察]　分清胃壁的四层（图14-5）。

1. 黏膜　表面由单层柱状上皮覆盖，有许多较浅的上皮凹陷即胃小凹。上皮下为固有层，内有大量排列紧密的胃底腺，由单层上皮围成。腺体之间的结缔组织少，而胃小凹之间较多。固有层深面是黏膜肌层，由两层平滑肌组成，呈内环、外纵行排列（图14-6）。

图14-5　胃壁　HE　40×

1. 黏膜　2. 黏膜下层　3. 肌层　4. 外膜

图14-6　胃黏膜　HE　100×

1. 上皮　2. 固有层　3. 胃底腺　4. 黏膜肌层

2. **黏膜下层**　位于黏膜肌深面，由细密结缔组织组成，内含血管等（图 14-7）。

3. **肌层**　较厚，由三层平滑肌构成，呈内斜、中环、外纵行排列，在环行与纵行平滑肌之间有肌间神经丛。

4. **浆膜**　位于肌层外面（图 14-8），由疏松结缔组织和间皮构成。

图 14-7　胃黏膜　HE　100×
1. 黏膜下层　2. 黏膜　3. 肌层

图 14-8　胃黏膜　HE　40×
1. 肌层　2. 外膜　3. 黏膜下层　4. 黏膜

[高倍镜观察]　着重观察黏膜层的结构。

1. **上皮**　为单层柱状上皮，顶部胞质充满黏原颗粒不易着色；呈现透明区（图 14-9）。

2. **胃底腺**　固有层内有许多不同断面的胃底腺，呈圆形、卵圆形、长条形等，腺腔狭小。选择开口于胃小凹的胃底腺的纵切面观察（图 14-10）。

图 14-9　胃黏膜　HE　400×
1. 单层柱状上皮　2. 固有层　3. 胃小凹

图 14-10　胃底腺　HE　400×
1. 主细胞　2. 壁细胞　3. 颈黏液细胞

（1）主细胞（胃酶细胞）：数量较多，分布于胃底腺的体部和底部。细胞呈矮柱状，胞核圆，位于细胞的基部。胞质呈嗜碱性，顶部胞质呈现空泡状结构，由于酶原颗粒被溶解所致（图14-11）。

（2）壁细胞（盐酸细胞）：　较主细胞少，多分布于胃底腺的颈部和体部。胞体较大，呈圆形或三角形，胞核圆，位于细胞的中央，少数有双核，胞质嗜酸性，着深红色（图14-12）。

（3）颈黏液细胞：数量少，分布于胃底腺的颈部，不必分辨（图14-13）。

图 14-11　胃底腺　HE　400×
1.主细胞　2.疏松结缔组织

图 14-12　胃底腺　HE　400×
1.壁细胞　2.主细胞

图 14-13　胃底腺　HE　400×
1.颈黏液细胞　2.主细胞　3.壁细胞

三、十二指肠

[取材]　猫的十二指肠

[染色]　HE

[低倍镜观察]　分辨十二指肠管壁的四层（图14-14）。

1.黏膜　黏膜表面有许多伸向肠腔的突起，即小肠绒毛，绒毛的纵切面呈叶状，横切面为卵圆形，由上皮和固有层组成。固有层中有不同断面的小肠腺。黏膜肌由内环、外纵两层组成（图14-15、图14-16）。

2. 黏膜下层　由疏松结缔组织组成，含小血管、淋巴管及十二指肠腺（属黏液腺）。

3. 肌层　由内环、外纵两层平滑肌组成。两层之间有少量结缔组织及肌间神经丛。

4. 浆膜　由疏松结缔组织和间皮构成（图14-17、图14-18）。

[高倍镜观察]　着重观察小肠绒毛、小肠腺和十二指肠腺的结构。

1. 小肠绒毛　覆盖绒毛表面的单层柱状上皮，柱状细胞（吸收细胞）的游离面有细微纹状着亮红色的一层，此为纹状缘（电镜结构如何？）。柱状细胞间夹有空泡状的杯状细胞，胞核位于细胞基部。绒毛的中轴为结缔组织，内有纵行的中央乳糜管（毛细淋巴管），由内皮构成，管腔较毛细血管大（不易被切到）。还有毛细血管和分散的平滑肌纤维，沿绒毛纵轴排列，还可见到淋巴细胞（图14-19）。

图14-14　十二指肠　HE　40×

1. 黏膜　2. 黏膜下层　3. 肌层　4. 浆膜

图14-15　十二指肠　HE　100×

1. 上皮　2. 固有层　3. 黏膜肌层　4. 小肠腺

图14-16　小肠绒毛　HE　100×

1. 小肠绒毛　2. 固有层　3. 单层柱状上皮　4. 小肠腺

图14-17　十二指肠　HE　100×

1. 黏膜下层　2. 十二指肠腺　3. 疏松结缔组织　4. 小肠腺　5. 肌层

图 14-18　十二指肠　HE　100×

1. 肌层　2. 环形肌　3. 纵行肌　4. 浆膜　5. 黏膜下层

图 14-19　小肠绒毛　HE　400×

1. 单层柱状上皮　2. 吸收细胞　3. 杯状细胞　4. 纹状缘
5. 小肠绒毛　6. 中央乳糜管

　　2. 小肠腺　为单管腺，由相邻绒毛基部之间的上皮下陷到固有层而形成。选择一小肠腺纵切面，并与绒毛的上皮相连续观察。小肠腺开口于相邻绒毛之间。构成小肠腺的主要细胞有：

　　（1）柱状细胞：形态与绒毛的柱状细胞相同，位于小肠腺的上半部。

　　（2）杯状细胞：形态与绒毛的柱状细胞不同，位于小肠腺的上半部。

　　（3）帕内特细胞：猫无帕内特细胞，看示教。

　　（4）嗜银细胞（内分泌细胞）：需特殊染色显示，看示教（图 14-20、图 14-21）。

　　3. 十二指肠腺　位于黏膜下层，为复管泡状腺。腺细胞呈矮柱状，胞核圆或扁圆形，靠近细胞基部，胞质着色深，为黏液性腺细胞。腺导管由单层柱状上皮组成，管腔较大，穿过黏膜肌，开口于肠腺之底部（图 14-22、图 14-23）。

图 14-20　小肠腺　特染　400×

1. 小肠腺　2. 柱状细胞　3. 杯状细胞　4. 帕内特细胞

图 14-21　小肠腺　银染　400×

1. 小肠腺　2. 嗜银细胞

图 14-22   十二指肠腺   银染   100×

1.十二指肠腺

图 14-23   十二指肠腺   银染   400×

1.十二指肠腺   2.神经元   3.疏松结缔组织

四、空 肠

[取材]   猫的空肠

[染色]   HE

[低倍镜观察]   分辨管壁四层，观察黏膜和黏膜下层，注意与十二指肠及回肠相区别。

1.绒毛   为舌状。绒毛上皮中杯状细胞数量较十二指肠多，但比回肠少。

2.淋巴组织   小肠固有层内均含孤立淋巴小结，但以小肠远侧部分为多。

3.黏膜下层   无腺体（图 14-24）。

图 14-24   空肠   HE   100×

1.小肠绒毛   2.杯状细胞   3.小肠腺   4.黏膜下层   5.肌层

五、回 肠

[取材] 猫的回肠

[染色] HE

[低倍镜观察] 分辨管壁四层，观察黏膜与黏膜下层，注意与十二指肠及空肠相区别。

1. 绒毛 呈指状。绒毛上皮中杯状细胞多。

2. 淋巴组织 固有层有数个淋巴小结集合在一起而形成的集合淋巴小结，并可侵入黏膜下层。

3. 黏膜下层 无腺体（图 14-25）。

图 14-25 回肠 HE 40×
1. 小肠绒毛 2. 杯状细胞 3. 小肠腺
4. 黏膜下层 5. 淋巴小结 6. 肌层

六、结 肠

图 14-26 回肠 HE 40×
1. 黏膜 2. 黏膜下层 3. 肌层 4. 淋巴结

[取材] 人的结肠

[染色] HE

[低倍镜观察] 分辨管壁四层，注意与小肠相区别。

1. 黏膜 无绒毛。固有层充满结肠腺，结肠腺为单管腺，较小肠腺长。在固有层结缔组织中，可有孤立淋巴小结。黏膜肌层由内环、外纵的平滑肌纤维构成。

2. 黏膜下层 为疏松结缔组织。

3. 肌层 由内环、外纵行的平滑肌纤维构成。

4. 浆膜 由疏松结缔组织和间皮组成（图 14-26）。

七、阑 尾

[取材] 人的阑尾

[染色] HE

[低倍镜观察] 管壁结构与结肠相似，重点观察黏膜，阑尾的主要结构特点是：

1. 结肠腺短而少。

2. 肠上皮和结肠腺的杯状细胞较结肠少。

3. 固有层的淋巴小结和弥散淋巴组织特多，并侵入黏膜下层，与黏膜下层的淋巴组织连成一片。

4. 黏膜肌层很不完整。

5. 肌层较薄（图 14-27、图 14-28）。

图 14-27　阑尾（横切面）　HE　40×

1. 肠腺　2. 淋巴小结

图 14-28　阑尾（横切面）　HE　100×

1. 黏膜　2. 肠腺　3. 黏膜肌层　4. 黏膜下层　5. 肌层

八、小　肠

[取材]　大白鼠的小肠

[染色]　天青 - 伊红染色

[高倍镜观察]　帕内特细胞位于小肠腺的底部，三五成群，细胞呈锥体形，细胞顶部含许多粗大的嗜酸性颗粒，染成红色，核圆或卵圆形，位于细胞基部（图 14-29）。

图 14-29　小肠　特染　400×

1. 小肠腺　2. 帕内特细胞

消化管实训练习

_____年_____月_____日　第_____周　星期_____　记分_____

一、看图画线（44分）

根据每题的要求，在图片上用线条画出相应的组织结构区域。

1. 请你用带箭头的直线把食管壁的四层划分出来（8分）

肌层

黏膜

外膜

黏膜下层

图 14-01　食管　HE　40×

2. 下面是一张图片，将图片右侧的名称与图中的组织结构一一对应并用线条连接起来（18分）

胃底腺

黏膜下层

肌层

浆膜

黏膜肌层

图 14-02　胃壁　HE　40×

　　3. 一边是已知的消化管的低倍镜观，另一边是管壁的黏膜层与黏膜下层的部分结构，你能根据这些管壁的独自特征用线条找出对应的器官吗（18分）

图 14-03　消化管壁　HE　40×、100×、400×

二、看图填空（28分）

（　　　　　）

（　　　　　）

（　　　　　）

（　　　　　）

（　　　　　）

（　　　　　）

（　　　　　）

图 14-04 食管 HE 40×

（　　　　　）

（　　　　　）

（　　　　　）

图 14-05 十二指肠 HE 100×

（　　　　　）

（　　　　　）

（　　　　　）

（　　　　　）

图 14-06 小肠绒毛 HE 400×

三、动动手，认图绘图（28 分）

根据光镜下的胃壁的结构，请你在下列方格内简单地绘制出几个胃底腺细胞（主细胞、壁细胞和颈黏液细胞）。

图 14-07　胃底腺　HE　40×
1. 胃底腺

图 14-08　胃底腺　HE　400×
1. 主细胞　2. 壁细胞

绘图：主细胞；壁细胞；颈黏液细胞。

图 14-09　胃底腺　HE　400×

批阅教师签名：＿＿＿＿＿＿

＿＿＿＿年＿＿月＿＿日

实验十五　消化腺实验

【学习目标】

1. 熟悉浆液性腺泡、黏液性腺泡和混合性腺泡的结构特点。
2. 掌握肝小叶的结构，了解门管小叶与肝腺泡的组成。
3. 熟悉门管区的结构。
4. 熟悉胰外分泌部的形态特点与功能。
5. 掌握胰岛 A、B 细胞的结构与功能。
6. 熟悉胆囊壁的结构特点及其与临床的关系。

【实验内容】

一、腮　腺

[取材]　狗的腮腺

[染色]　HE

[低倍镜观察]

1. 腮腺小叶由被膜伸入腮腺实质分隔而成，其内有许多浆液性腺泡和导管（图 15-1）。

2. 腮腺小叶间的结缔组织中有较大的导管和小血管。小叶间导管由单层或假复层柱状上皮组成（图 15-2）。

图 15-1　腮腺　HE　40×

1. 腮腺小叶　2. 浆液性腺泡　3. 导管　4. 疏松结缔组织

图 15-2　腮腺　特染　100×

1. 浆液性腺泡　2. 导管　3. 纹状管

[高倍镜观察]　重点观察腮腺小叶的结构。

1. **浆液性腺泡**　呈圆形或椭圆形，由锥形浆液性腺细胞围成，腺腔小。腺细胞顶部胞质常含嗜酸性的红色颗粒，细胞基部嗜碱性较强。胞核圆，着色较深，位于细胞

123

基部（图15-3）。

　　2. 闰管　与腺泡相连，管腔细小，管壁由单层立方或扁平上皮组成。

　　3. 分泌管（纹状管）　管径粗，管壁为单层柱状上皮（图15-4），注意其细胞核位于细胞上部，胞质嗜酸性强，着鲜红色。

　　图 15-3　腮腺　HE　400×

1. 浆液性腺泡　2. 浆液性腺细胞
3. 浆液性腺细胞核　4. 泡心细胞

图 15-4　腮腺　HE　400×

1. 闰管　2. 纹状管

二、颌下腺

　　[取材]　狗的颌下腺

　　[染色]　HE

　　[低倍镜观察]

　　1. 颌下腺小叶　有不同切面的腺泡，着色深浅不一，是混合性腺；腺泡间有较多的分泌管及较小的闰管。

　　2. 颌下腺小叶间的结缔组织中，有小叶间导管和血管（图15-5）。

　　[高倍镜观察]　着重观察腺泡的结构。

　　1. 浆液性腺泡　腺细胞着色深，呈紫红色，胞核圆，位于细胞基部（图15-6）。

　　图 15-5　颌下腺　HE　100×

1. 颌下腺小叶　2. 浆液性腺泡　3. 黏液性腺泡
4. 混合性腺泡　5. 小叶内导管　6. 小叶间导管

图 15-6　浆液性腺泡　HE　400×

2. **黏液性腺泡**　腺细胞着色浅，呈浅蓝色，胞核扁圆形，位于细胞基部（图 15-7）。

3. **混合性腺泡**　由浆液性腺细胞和黏液性腺细胞共同组成。黏液性细胞在内，而浆液性细胞呈半月状排列在外侧，此种浆液性细胞称为半月（图 15-8）。

图 15-7　黏液性腺泡　HE　400×　　　　　图 15-8　混合性腺泡　HE　400×

三、肝　脏

[取材]　猪的肝脏

[染色]　HE

[低倍镜观察]

1. **被膜**　在肝脏的一侧有薄层被膜，由致密结缔组织构成（图 15-9）。

2. **肝小叶**　呈多边形或不规则形，由于肝小叶之间结缔组织较多，故肝小叶界线清楚。在横切的肝小叶中央有一条中央静脉。以中央静脉为中心，肝细胞呈索状向四周放射状排列，称为肝索。肝索之间的腔隙为肝血窦（图 15-10、图 15-11）。

3. **肝门管区**　在相邻的几个肝小叶之间，结缔组织较多，其中有小叶间动脉、小叶间静脉和小叶间胆管的断面（图 15-12）。

4. **小叶下静脉**　位于两小叶之间，是一条单独行走的静脉，管径大，管壁完整（图 15-13）。

图 15-9　肝脏　HE　40×　　　　　　　　图 15-10　肝脏　HE　40×
1. 被膜　2. 肝小叶　3. 肝门管区　　　　　1. 肝小叶　2. 肝门管区

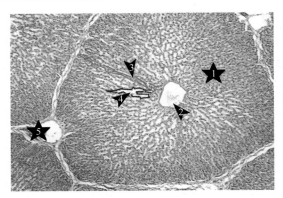

图 15-11　肝脏　HE　100×

1.肝小叶　2.中央静脉　3.肝索　4.肝血窦　5.肝门管区

图 15-12　肝脏　HE　100×

1.肝门管区　2.小叶间静脉　3.小叶间动脉
4.小叶间胆管　5.肝小叶　6.中央静脉

图 15-13　肝　HE　100×

1.小叶下静脉　2.肝小叶　3.肝门管区

[高倍镜观察]　进一步观察肝小叶和门管区的结构。选择肝小叶的横切面观察。

1. 肝小叶

（1）中央静脉：管壁薄，由内皮和少量结缔组织构成；由于肝血窦开口于中央静脉，故管壁不完整（图 15-14 ）。

（2）肝索：由单行肝细胞排列而成，肝索互相连接成网。肝细胞体积较大，呈多边形，有 1 ～ 2 个细胞核，核仁明显，胞质染成粉红色（图 15-15 ）。

图 15-14　肝小叶　HE　400×

1.中央静脉

图 15-15　肝小叶　HE　400×

1.肝索　2.肝血窦　3.肝细胞

（3）肝血窦：为肝索之间的空隙。窦壁由内皮细胞组成。内皮细胞核扁圆，染色较深，胞质少，不易辨认。窦内有库普弗细胞（肝巨噬细胞）。体积较大，形状不规则，常以突起与窦壁相连，胞核染色较浅，胞质丰富（图 15-16 ）。

（4）窦周隙与贮脂细胞

1）窦周隙：又称 Disse 隙，为肝血窦内皮细胞与肝细胞之间有一条宽为 0.4μm 狭窄间隙。由于肝血窦壁的通透性大，所以血浆能经内皮细胞窗孔进入窦周隙。肝细胞血窦面的微绒毛浸于窦周隙的血浆中，微绒毛使肝细胞与血浆的接触面增大 6 倍左右，有利于物质交换。窦周隙内还有少量网状纤维构成的网架，对内皮起支持作用。肝小叶内窦周隙也是互相连通的。肝的淋巴主要来自于窦周隙的血浆。

　　窦周隙内还有贮脂细胞，在肝脏中主要参与维生素 A 的代谢，储存脂肪（图 15-17）。

　　2）贮脂细胞：位于窦周隙，细胞形态不规则，有突起附于内皮细胞及肝细胞表面，细胞周围常散在有网状纤维。HE 染色切片中不易辨认贮脂细胞，贮脂细胞有摄取和储存维生素 A 及产生胶原的功能，故与肝纤维增生性病变的发生有关（图 15-18）。

　　（5）胆小管（取材：狗的肝脏。染色：墨汁灌注法）：位于肝细胞之间，在高倍镜下相邻肝细胞之间可见棕褐色细线，相互串联成网状，即为胆小管的切面（图 15-19）。

图 15-16　肝小叶　特染　400×
1. 肝血窦　2. 内皮细胞　3. 肝巨噬细胞　4. 肝索　5. 肝细胞

图 15-17　肝小叶　特染　400×
1. 窦周隙　2. 贮脂细胞　3. 肝巨噬细胞
4. 内皮细胞　5. 肝血窦

图 15-18　肝小叶　特染　20000×

图 15-19　肝小叶　特染　400×
1. 胆小管　2. 肝血窦　3. 内皮细胞
4. 肝巨噬细胞　5. 窦周隙　6. 毛细血管

　　2. 肝门管区　在肝小叶之间的结缔组织中有三种伴行的管道，但每种管道断面往往不止一个。

　　（1）小叶间动脉：管腔小而圆，管壁厚，中膜有环形平滑肌。

　　（2）小叶间静脉：管腔大、壁薄，形状不规则。

　　（3）小叶间胆管：由单层立方上皮构成。立方细胞胞质清亮，核圆着色较深（图 15-20）。

图 15-20　肝门管区　HE　400×

1. 小叶间动脉　2. 小叶间静脉　3. 小叶间胆管　4. 肝小叶

四、胰　腺

[取材]　豚鼠的胰腺

[染色]　HE

图 15-21　胰腺　HE　40×

1. 胰腺小叶　2. 内分泌部　3. 外分泌部

[低倍镜观察]　由于胰腺小叶间结缔组织少，胰腺小叶之间的界线不明显。

1. 胰腺小叶

（1）外分泌部：有许多紫红色的腺泡及导管的各种断面。

（2）内分泌部：为散在于外分泌部之间大小不等、着色较浅的细胞团，称为胰岛（图15-21）。

2. 小叶间导管　胰腺小叶之间的结缔组织中有小叶间导管，管壁由单层柱状上皮构成（图15-22、图15-23）。

图 15-22　胰腺　HE　40×

1. 小叶间导管　2. 胰岛　3. 环层小体　4. 血管

图 15-23　胰腺　HE　100×

1. 小叶间导管　2. 胰岛

[**高倍镜观察**] 重点观察胰腺小叶的结构。

1. **胰腺泡** 为浆液性腺泡。腺细胞呈锥形，顶部胞质为嗜酸性，基部胞质嗜碱性强。胞核圆，位于细胞基部。腺腔中央常见较小的泡心细胞，为扁平或立方细胞，胞核扁圆或呈圆形，胞质着色浅（图 15-24、图 15-25）。

2. **闰管** 管径小，由单层扁平上皮构成。有时可见闰管与泡心细胞相连续。由于闰管长，故闰管的断面较多（图 15-26）。

3. **小叶内导管** 由单层立方上皮构成（图 15-27）。

图 15-24 胰外分泌部 HE 400×
1. 浆液性腺泡 2. 浆液性腺细胞 3. 泡心细胞

图 15-25 胰外分泌部 HE 400×
1. 浆液性腺泡 2. 浆液性腺细胞 3. 泡心细胞

图 15-26 胰外分泌部 HE 400×
1. 闰管 2. 泡心细胞 3. 浆液性腺泡

图 15-27 胰外分泌部 HE 400×
1. 小叶内导管 2. 闰管 3. 微动脉

4. **小叶间导管** 由单层柱状上皮构成（图 15-28）。

5. **胰岛** 周围有少量结缔组织，与胰腺泡相分隔。腺细胞呈不规则排列，相互连接成索或团，细胞之间毛细血管丰富。腺细胞的类型不易区分，观察示教（图 15-29）。

图 15-28　胰外分泌部　HE　400×
1. 小叶间导管　2. 胰外分泌面部

图 15-29　胰腺　HE　400×
1. 胰岛　2. 小叶内导管　3. 微动脉

五、胰　岛

[取材]　豚鼠的胰腺

[染色]　Mallory 氏法

[高倍镜观察]

1. A 细胞　较大，胞质染成黄色，细胞多分布于胰岛的外周部，约占细胞总数的 20%。

2. B 细胞　较小，胞质染成红色，数量多，约占 65%，多分布于胰岛的中央。

3. D 细胞　较小，胞质染成绿色，数量少，约占 15%，散在于 A、B 细胞之间（图 15-30）。

图 15-30　胰岛　Mallory 氏法　400×
1. A 细胞　2. B 细胞　3. D 细胞　4. 胰岛　5. 外分泌部　6. 酶原颗粒

六、胆　囊

[取材]　猫的胆囊

[染色]　HE

[低倍镜观察]　胆囊壁分为三层。

1. 黏膜　有许多高而分支的皱襞，由黏膜单层柱状上皮和固有层中的结缔组织突入腔内形成。皱襞间的上皮下陷至固有层，甚至肌层，称为黏膜窦。在切面上可呈封闭的腔，勿误为腺体，固有层内无腺体（图 15-31、图 15-32）。

2. 肌层　较薄，由排列不规则的平滑肌纤维组成。

3. 浆膜　大部分是浆膜（靠近肝脏处为纤维膜），由结缔组织和间皮构成（图 15-33）。

图 15-31　胆囊　HE　40×

1. 黏膜　2. 肌层　3. 浆膜

图 15-32　胆囊　HE　100×

1. 单层柱状上皮　2. 黏膜　3. 肌层

图 15-33　胆囊　HE　100×

1. 肌层　2. 浆膜　3. 平滑肌纤维

消化腺实训练习

_____年_____月_____日   第_____周   星期_____   记分_____

一、看图填空，下面属于哪种大唾液腺（15分）

图 15-01   大唾液腺   HE   400×

_____腺泡

图 15-02   大唾液腺   HE   400×

_____腺泡

图 15-03   大唾液腺   HE   400×

_____腺泡

二、跟我学（50分）

根据下图所示，按顺序分别用低倍镜和高倍镜观察肝小叶与门管区：

1. 低倍镜观   肝小叶的形态、门管区的位置。

2. 高倍镜观   肝小叶、中央静脉、肝索、肝血窦、内皮、窦周隙、库普弗细胞、胆小管、门管区、小叶间动脉、小叶间静脉、小叶间胆管。

你能独立、正确地完成它吗?

图 15-04　肝脏　HE　40×

1.＿＿＿＿＿＿＿＿＿＿　2.＿＿＿＿＿＿＿＿＿＿

图 15-05　肝脏　HE　40×

1.＿＿＿＿＿＿＿＿＿＿　2.＿＿＿＿＿＿＿＿＿＿

图 15-06　肝小叶　HE　100×

1.＿＿＿＿＿＿＿＿＿＿　2.＿＿＿＿＿＿＿＿＿＿

3.＿＿＿＿＿＿＿＿＿＿

图 15-07　肝小叶　HE　400×

1.＿＿＿＿＿＿＿＿＿＿　2.＿＿＿＿＿＿＿＿＿＿

3.＿＿＿＿＿＿＿＿＿＿　4.＿＿＿＿＿＿＿＿＿＿

图 15-08　肝门管区　HE　400×

1.＿＿＿＿＿＿＿＿＿＿

2.＿＿＿＿＿＿＿＿＿＿

3.＿＿＿＿＿＿＿＿＿＿

4.＿＿＿＿＿＿＿＿＿＿

5.＿＿＿＿＿＿＿＿＿＿

6.＿＿＿＿＿＿＿＿＿＿

7.＿＿＿＿＿＿＿＿＿＿

三、动脑筋（10分）

你知道它是什么器官吗？试一试辨别。

图 15-09 _____　　HE　　40×

1.外分泌部　2.内分泌部（胰岛）

图 15-010　胰岛　地衣红染色　400×

1._____　　　2._____

3._____

四、看图识别（10分）

图 15-011　消化腺　HE　100×

器官：_____

图 15-012　消化腺　HE　400×

箭头1代表_____

五、电镜透射像模式图图学练习（15分）

通过观察肝小叶内细胞关系图像，联系所学的理论知识，你能否正确辨认图片中箭头包含的意义？

图 15-013　肝小叶内细胞关系示意

1.＿＿＿＿＿＿＿＿

2.＿＿＿＿＿＿＿＿

3.＿＿＿＿＿＿＿＿

4.＿＿＿＿＿＿＿＿

5.＿＿＿＿＿＿＿＿

6.＿＿＿＿＿＿＿＿

7.＿＿＿＿＿＿＿＿

批阅教师签名：＿＿＿＿＿＿

＿＿＿＿年＿＿月＿＿日

实验十六　呼吸系统实验

【学习目标】

1. 了解鼻黏膜的结构。
2. 熟悉支气管壁的结构。
3. 熟悉肺导气部和呼吸部的组成。
4. 掌握细支气管与肺泡的结构。
5. 熟悉肺间质的结构。
6. 掌握呼吸膜的结构特点与组成。

【实验内容】

一、嗅黏膜

图 16-1　嗅黏膜　HE　400×
1. 假复层柱状上皮　2. 嗅细胞　3. 支持细胞　4. 基细胞

[取材]　狗的嗅部

[染色]　HE

[高倍镜观察]　上皮为假复层柱状，可见三种细胞类型：

1. **支持细胞**　为高柱状，上宽下窄，顶部有纹状缘，胞核椭圆，位于细胞上部。

2. **嗅细胞**　呈梭形，胞质染色较深，胞核圆形位于上皮中部。细胞基底部有细长突起穿过基膜形成嗅丝。

3. **基细胞**　位于上皮深层，细胞小，核圆形。

固有层内有较多的浆液性腺泡，即嗅腺，还有神经束等结构（图 16-1）。

二、气　管

[取材]　狗的气管

[染色]　HE

[低倍镜观察]　从腔面向外分辨管壁的三层结构。必要时转高倍镜观察（图 16-2、图 16-3）。

1. **黏膜**　由上皮和固有层组成。

（1）上皮：为假复层纤毛柱状上皮，夹有杯状细胞。基膜明显。

（2）固有层：由结缔组织构成，弹性纤维较多，呈亮红色，内含腺体导管、血管和淋巴组织等（图16-4）。

2.黏膜下层　为疏松结缔组织，含混合腺，与固有层无明显界线（图16-5）。

3.外膜　由透明软骨环和结缔组织构成。软骨环缺口处有致密结缔组织和平滑肌纤维，黏膜下层的腺体可伸至此处（图16-6）。

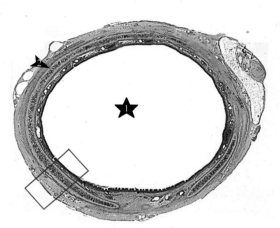

图16-2　气管整体观（横切面）　HE　40×

1.气管腔　2.透明软骨

图16-3　气管壁　HE　40×

1.黏膜　2.黏膜下层　3.外膜

图16-4　气管壁　HE　100×

1.假复层纤毛柱状上皮　2.固有层

图16-5　气管壁　HE　100×

1.黏膜下层　2.气管腺　3.黏膜

图 16-6　气管壁　HE　40×

1.外膜　2.疏松结缔组织　3.透明软骨　4.平滑肌纤维　5.混合腺　6.黏膜下层

三、肺

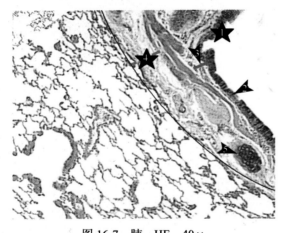

图 16-7　肺　HE　40×

1.小支气管　2.假复层柱状上皮
3.黏膜下层　4.外膜　5.透明软骨

[取材]　狗的肺

[染色]　HE

[肉眼观察]　标本的大部分呈海绵样，是肺呼吸部，还有大小不等的管腔，是肺内各级支气管和肺动、静脉分支的断面。

[低倍镜观察]　分辨导气部和呼吸部，注意支气管各级分支与血管的区别。

1.导气部　包括小支气管、细支气管和终末细支气管。

（1）小支气管：管径粗、管壁厚，分为三层（图 16-7）。

1）黏膜：上皮为假复层纤毛柱状上皮，有杯状细胞，固有层薄，其外可有少量分散的平滑肌纤维。

2）黏膜下层：为疏松结缔组织，含混合腺。

3）外膜：由散在透明软骨片和结缔组织构成，内含小血管。

在小支气管的一侧，有伴行的肺动脉分支断面，其管壁薄，管腔大。

（2）细支气管：管径较小，管壁较薄。

1）黏膜：上皮为假复层或单层纤毛柱状，杯状细胞少，固有层内平滑肌较多。

2）黏膜下层：薄，含腺体少或无。

3）外膜：软骨片小且少或无（图 16-8）。

（3）终末细支气管：管径细，黏膜常有皱襞，表面为单层纤毛柱状或单层立方上皮，杯状细胞、腺体和软骨均消失，平滑肌形成完整的环行层（图16-9）。

图 16-8　肺　HE　100×

1. 细支气管　2. 假复层纤毛柱状上皮　3. 黏膜下层　4. 外膜

图 16-9　肺　HE　100×

1. 终末细支气管　2. 假复层柱状上皮

3. 单层柱状上皮　4. 平滑肌纤维

2. 呼吸部　包括呼吸性细支气管、肺泡管、肺泡囊和肺泡。呼吸性细支气管和肺泡管的管壁不完整，直接与肺泡通连。

（1）呼吸性细支气管：上皮不一致，有单层纤毛柱状、单层柱状和单层立方上皮。上皮下仅有少量的结缔组织和平滑肌。有时可见终末细支气管、呼吸性细支气管、肺泡管、肺泡囊和肺泡相通连的纵切面（图16-10）。

（2）肺泡管：由于管壁上有很多肺泡开口，故管壁很少，仅存在于相邻肺泡开口之间的部分，呈结节状膨大。表面的上皮为立方形或扁平形，其下有少量结缔组织和平滑肌（图16-11）。

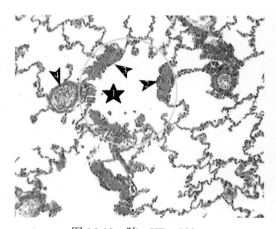

图 16-10　肺　HE　100×

1. 呼吸性细支气管　2. 单层柱状上皮

3. 单层立方上皮　4. 肺小静脉

图 16-11　肺　HE　100×

1. 肺泡管　2. 单层立方上皮　3. 单层扁平上皮

4. 平滑肌纤维　5. 肺泡　6. 呼吸性细支气管

（3）肺泡囊：为几个肺泡共同开口的地方（图 16-12）。

[高倍镜观察]　重点观察肺泡。

肺泡　呈多边形或不规则形，肺泡壁很薄，主要由两种肺泡上皮细胞组成，难以分辨。相邻肺泡之间的薄层结缔组织为肺泡隔，内有丰富的毛细血管。肺泡隔和肺泡腔内常有肺泡巨噬细胞，吞噬灰尘后则称尘细胞，其胞质内含大量的黑色颗粒（图 16-13）。

图 16-12　肺　HE　100×
1.肺泡囊　2.肺泡　3.呼吸性细支气管　4.肺小静脉

图 16-13　肺泡　HE　400×
1.肺泡　2.Ⅰ型肺泡细胞　3.Ⅱ型肺泡细胞
4.平滑肌纤维　5.肺泡

呼吸系统实训练习

＿＿＿＿年＿＿＿＿月＿＿＿＿日　　第＿＿＿＿周　　星期＿＿＿＿　　记分＿＿＿＿

一、看图填空（5分）

图 16-01 是小白鼠的一幅完整的气管横切面结构，图 16-02 是气管壁放大了 100 倍的组织微细结构部分，请你在横线上填写气管壁的层次、组织结构的名称。

图 16-01　气管（横切面）　HE　40×

1.＿＿＿＿＿＿＿＿＿＿＿

2.＿＿＿＿＿＿＿＿＿＿＿

3.＿＿＿＿＿＿＿＿＿＿＿

4.＿＿＿＿＿＿＿＿＿＿＿

5.＿＿＿＿＿＿＿＿＿＿＿

图 16-02　气管壁　HE　100×

二、看图连线（5分）

假复层纤毛柱状上皮

透明软骨

固有层

图 16-03　气管　HE　100×

三、跟我学（65分）

首先仔细观察示教图片，然后按要求完成每项实训内容。

（一）示教图片

图 16-04　肺　HE　40×

（二）实训操作

下列是肺导气部与呼吸部（肺内支气管各级分支）微细结构的一系列图片，请你按照我们的思路，逐步的辨认它们，并且在每幅图的横线处空格内正确地填上它们的名称。

1. 导气部　肺的导气部由_____、_____、_____、_____、_____组成。请同学们辨认下列三张图片，根据每幅图文字叙述的特点，在空格内填上它们所属肺导气部的那部分。

图 16-05　肺　HE　100×

▲特点：○管壁：完整；○上皮：假复层纤毛柱状上皮：较薄；○杯状细胞：少；○混合腺：少；○平滑肌：相对增多；○软骨：少到无

　　a 表示：_____

图 16-06　肺　HE　100×

▲特点：○管壁：完整；○上皮：假复层纤毛柱状上皮，较薄；○杯状细胞：多；○混合腺：多；○平滑肌：少；○软骨片：多

　　b 表示：_____

▲特点：○管壁：较完整；○上皮：单层纤毛柱状上皮；○杯状细胞：无；○混合腺：无；○平滑肌：完整一层；○软骨：无

　　c 表示：_____

图 16-07　肺　HE　40×

2. 呼吸部　肺的呼吸部由_____、_____、_____、_____所组成。下面是它们的图片及其特点，据题意，填空。

▲特点：○管壁：数个肺泡开口；○上皮：单层扁平上皮；○平滑肌：无

　　d 表示：_____

图 16-08　肺　HE　100×

▲特点：○管壁：不完整；○上皮：单柱→单立；○平滑肌：少

　　e 表示：_____

图 16-09　肺　HE　100×

图 16-010　肺　HE　100×

图 16-011　肺泡　特染　400×

▲特点：○管壁：间断结节状膨大；○上皮：单层立方上皮；○平滑肌：极少

f 表示：＿＿＿＿＿＿＿＿＿＿＿

1.＿＿＿＿＿＿＿　2.＿＿＿＿＿＿＿

3.＿＿＿＿＿＿＿　4.＿＿＿＿＿＿＿

5.＿＿＿＿＿＿＿　g 表示：＿＿＿＿＿＿＿

3. 肺泡的特点请填写下表。

	Ⅰ型肺泡细胞	Ⅱ型肺泡细胞
形态		
数量	占 25%，覆盖 97%	
结构		嗜锇性板层小体，内含表面活性物质
功能	气体交换	

四、综合思考题（25 分）

1. 图 16-012 是肺泡壁超微结构示教图，根据示教图，完成图 16-013 与图 16-014 中的问题。

图 16-012　呼吸膜超微结构示教

1._____

2._____

3._____

图 16-013　呼吸膜（气血屏障）透射电镜像

1._____

2._____

3._____

4._____

5._____

6._____

7._____

8._____

9._____

图 16-014　呼吸膜（气血屏障）透射电镜像

2. 根据箭头方向，描述氧气和二氧化碳通过呼吸膜时所要经过的结构。

氧气：表面活性物质层→_____→_____→_____→_____→

_____→_____。

二氧化碳：毛细血管内皮层→_____→_____→_____→

→_____→_____→_____。

实验十七　泌尿系统实验

【学习目标】

1. 掌握肾单位的组成，肾小体与肾小管的结构及其与功能的关系。
2. 熟悉球旁复合体的组成、结构特点与功能。
3. 熟悉集合小管的结构特点及其与功能的关系。
4. 了解输尿管壁和膀胱壁的微细结构。

【实验内容】

一、肾

[取材]　猫的肾

[染色]　HE

[低倍镜观察]

1. 被膜　位于肾的表面，由致密结缔组织构成。

2. 皮质　位于被膜的深面，其内有很多圆形的肾小球，而髓质无肾小球；此外，在皮质和髓质的交界处有较大的血管，即弓形动、静脉。皮质分为（图17-1）：

（1）皮质迷路：由肾小球和肾小管曲部构成，此处肾小管的断面呈圆形、弧形等。

（2）髓放线：位于皮质迷路之间，由一些平行排列的直管（肾小管直部和集合小管）构成（图17-2，图17-3）。

图17-1　肾脏　HE　40×
1.被膜　2.皮质　3.髓质

图17-2　肾脏　Mallory 氏法　40×
1.皮质迷路　2.髓放线　3.肾小体　4.肾小管曲部　5.被膜

3. 髓质　主要由平行的直管（肾小管直部、细段、集合小管）组成（图 17-4）。

图 17-3　肾脏　HE　100×
1. 皮质迷路　2. 髓放线　3. 肾小体　4. 肾小管曲部

图 17-4　肾脏　Mallory 氏法　40×
1. 皮质迷路　2. 髓放线　3. 肾小体
4. 肾小管曲部　5. 被膜

[高倍镜观察]

1. 皮质

（1）肾小球（肾小体）：由血管球和肾小囊组成（图 17-5）。血管球由毛细血管构成，肾小囊脏层（内层）细胞紧贴毛细血管外面。内皮、脏层细胞及血管系膜细胞不易分辨。肾小囊壁层（外层）为单层扁平上皮，脏、壁两层细胞之间是肾小囊腔。

（2）近端小管曲部（近曲小管）：断面数目较多，管径较粗，管壁较厚，管腔小而不整齐（图 17-6）。上皮细胞呈锥体形，界线不清，胞质嗜酸性较强，着红色，细胞游离面有刷状缘，胞核圆，位于细胞基部，胞核之间距离较大。

图 17-5　肾小体　HE　400×
1. 肾小体　2. 血管球　3. 肾小囊腔
4. 肾小囊壁层（单层扁平上皮）　5. 肾小囊脏层

（3）远端小管曲部（远曲小管）：断面较近曲小管少，管径较小，管壁较薄，管腔较大而整齐（图 17-6），上皮细胞呈立方形，界线较清楚，胞质嗜酸性弱，着色浅，细胞游离面无刷状缘，胞核圆，位于细胞中央或近腔面，胞核之间距离较小。

（4）致密斑：为远曲小管靠近肾小球血管极一侧的上皮细胞变高、变窄，胞核排列紧密而形成（图 17-7）。

图 17-6　肾皮质　HE　400×
1.近曲小管　2.远曲小管　3.刷状缘

图 17-7　致密斑　HE　400×
1.致密斑　2.血管球　3.肾小囊腔

2.髓质　重点观察细段和集合小管。

（1）细段：选择肾锥体底部的细段观察。管径最细，管壁由单层扁平上皮构成，胞核呈卵圆形且突向管腔，胞质着色浅，界线不清。注意与毛细血管相区别。

（2）集合小管：上皮细胞为立方形或柱状，细胞界线清楚，胞质清明，胞核着色较深（图 17-8）。

图 17-8　肾髓质　Mallory 氏法　400×
1.集合小管　2.细段

二、膀　胱

[取材]　猴的膀胱

[染色]　HE

[肉眼观察]　标本的一侧表面染成蓝紫色的为黏膜上皮。

[低倍镜观察]　膀胱壁分为三层。

1. **黏膜**　由变移上皮和结缔组织形成的固有层构成。黏膜突向管腔形成皱襞。
2. **肌层**　很厚，由平滑肌组成，肌纤维大致呈内纵、中环、外纵排列。
3. **外膜**　为纤维膜（膀胱顶部是浆膜）（图17-9）。

图17-9　膀胱　HE　40×

1. 黏膜　2. 肌层　3. 外膜　4. 变移上皮　5. 固有层

三、输　尿　管

[取材]　狗的输尿管

[染色]　HE

[肉眼观察]　标本为圆形的横切面，壁厚腔小呈星形。

[低倍镜观察]　管壁分黏膜、肌层和外膜。

1. **黏膜**　由变移上皮和结缔组织形成固有层构成。黏膜突向管腔形成许多皱襞。
2. **肌层**　由内纵、外环两层平滑肌组成。
3. **外膜**　为疏松结缔组织（图17-10）。

图17-10　输尿管　HE　40×

1. 黏膜　2. 肌层　3. 浆膜　4. 变移上皮　5. 固有层

泌尿系统实训练习

_____年_____月_____日   第_____周   星期_____   记分_____

一、看图连线（15分）

图 17-01   肾   HE   40×

肾皮质

被膜

髓放线

皮质迷路

肾髓质

图 17-02   输尿管   HE   40×

黏膜

肌层

外膜

二、你能辨认它是什么器官吗（15分）

图 17-03　泌尿系统　HE　40×

器官：_____

图 17-04　泌尿系统　HE　40×

器官：_____

图 17-05　泌尿系统　HE　100×

器官：_____

三、看图填空（40分）

通过观察肾的不同倍数镜下观，重点进行肾皮质的实训练习，完成每幅图的填空要求。

图 17-06　肾皮质　HE　40×

1._____　　2._____

3._____　　4._____

图 17-07　肾皮质　HE　100×

1._____　　2._____

图 17-08　肾皮质　HE　400×

1.＿＿＿＿＿＿＿＿　　　2.＿＿＿＿＿＿＿＿＿

3.＿＿＿＿＿＿＿＿　　　4.＿＿＿＿＿＿＿＿＿

5.＿＿＿＿＿＿＿＿

图 17-09　肾皮质　HE　400×

1.＿＿＿＿＿＿＿＿　　　2.＿＿＿＿＿＿＿＿＿

3.＿＿＿＿＿＿＿＿

图 17-010　肾皮质　马瑞染色　400×

1.＿＿＿＿＿＿＿＿　　　2.＿＿＿＿＿＿＿＿＿

3.＿＿＿＿＿＿＿＿　　　4.＿＿＿＿＿＿＿＿＿

5.＿＿＿＿＿＿＿＿

图 17-011　肾皮质　HE　400×

1.＿＿＿＿＿＿＿＿　　　2.＿＿＿＿＿＿＿＿＿

3.＿＿＿＿＿＿＿＿

图 17-012　肾髓质　马瑞染色　400×

1.＿＿＿＿＿＿＿＿

2.＿＿＿＿＿＿＿＿

四、绘图（30 分）

通过高倍镜下观察，绘制肾小体、肾小囊腔、致密斑、近曲小管、远曲小管。

图 17-013　肾髓质　马瑞染色　400×

批阅教师签名：_____
_____年___月___日

实验十八　男性生殖系统实验

【学习目标】

1. 掌握生精小管的结构，熟悉精子的发生过程。
2. 掌握睾丸间质细胞的结构与功能。
3. 熟悉附睾管的结构特点与功能。
4. 熟悉前列腺的组织结构与功能。
5. 了解输精管的微细结构。

【实验内容】

一、睾　丸

图 18-1　睾丸组织切片

[取材]　豚鼠的睾丸

[染色]　HE

[肉眼观察]　标本中呈椭圆形的为睾丸，它的一侧有一长条形的是附睾（图 18-1）。

[低倍镜观察]　表面有致密结缔组织构成的白膜，其深面有很多不同断面的生精小管，管壁厚，由多层大小不一的细胞构成。生精小管之间的结缔组织中血管丰富，并含体积较大的间质细胞（图 18-2～图 18-4）。

图 18-2　睾丸　HE　40×
1. 睾丸　2. 附睾　3. 白膜　4. 生精小管

图 18-3　睾丸　HE　40×
1. 白膜　2. 血管膜　3. 生精小管　4. 睾丸间质

[高倍镜观察]

1.**生精小管**　管壁由生精上皮构成，分为生精细胞和支持细胞两种。生精细胞按发育过程有秩序排列，从外向内可见：

（1）精原细胞：位于基膜上，细胞较小，呈圆形或椭圆形，胞核圆着色较深（图18-5，图18-6）。

（2）初级精母细胞：位于精原细胞内侧，为数层体积较大的细胞，呈圆形，胞核圆较大。细胞常处于有丝分裂前期，胞核内有粗大着深蓝色的染色体（图18-7）。

（3）次级精母细胞：位于初级精母细胞内侧，细胞较小，胞核圆着色较深。由于次级精母细胞形成后，立即分裂为精子细胞，存在时间短，故不易见到（图18-8）。

图18-4　睾丸　HE　100×

1.生精小管　2.睾丸间质

图18-5　睾丸　HE　400×

1.A型精原细胞　2.B型精原细胞　3.初级精母细胞

4.次级精母细胞　5.精子细胞　6.精子

7.支持细胞　8.睾丸间质细胞

图18-6　生精小管　HE　400×

1.A型精原细胞　2.B型精原细胞

图18-7　生精小管　HE　400×

1.初级精母细胞

图18-8　生精小管　HE　400×

1.次级精母细胞

（4）精子细胞：靠近腔面，细胞更小，胞核圆且小，染色较深（图 18-9）。

（5）精子：精子头呈镰状，成群聚集在支持细胞顶端，尾部不清（图 18-10）。

（6）支持细胞：位于生精细胞之间，其形状难以辨认，胞核呈卵圆形，其长轴与管壁垂直，染色质很细，着色浅，核仁明显（图 18-11）。

2.睾丸间质细胞　位于生精小管间的结缔组织内，细胞呈圆形或多边形，单个或成群分布，胞核常偏位，着色浅，胞质嗜酸性，含小脂滴（图 18-12）。

图 18-9　生精小管　HE　400×

1.精子细胞

图 18-10　生精小管　HE　400×

1.精子

图 18-11　生精小管　HE　400×

1.支持细胞

图 18-12　睾丸　HE　400×

1.睾丸间质细胞　2.肌样细胞

二、附　睾

[取材]　豚鼠的附睾

[染色]　HE

[肉眼观察]　在睾丸一侧有一长条形的组织为附睾（图 18-1）。

[低倍镜观察]　表面有结缔组织构成的被膜。其内有两种管道，输出小管组成附睾的

头，其管壁较薄，管腔起伏不平；附睾管组成附睾的体和尾，其管壁较厚，管腔平整（图18-13～图18-15）。

[高倍镜观察]

1.睾丸输出小管 上皮由立方细胞和纤毛柱状细胞相隔排列而成，基膜外有少量环行的平滑肌（图18-16）。

2.附睾管 上皮为假复层柱状，表面有细长微绒毛，基膜外平滑肌较多。管腔内有许多精子（图18-17）。

图 18-13 睾丸与附睾 HE 40×

1.附睾头 2.附睾体 3.附睾尾 4.睾丸

图 18-14 附睾 HE 40×

1.附睾管 2.输出小管

图 18-15 睾丸与附睾 HE 100×

1.附睾管 2.输出小管 3.生精小管

图 18-16 输出小管 HE 400×

1.纤毛柱状细胞 2.立方细胞

三、前 列 腺

图 18-17 附睾管 HE 400×
1.附睾管 2.精液 3.假复层纤毛柱状上皮 4.静纤毛

[取材] 人的前列腺

[染色] HE

[肉眼观察] 标本一侧的表面染色深红为被膜，其深面有许多大小不等、形状不一的腔隙，即前列腺腺泡腔，其余染红色的是隔。

[低倍镜观察]

1.被膜和隔 表面有致密结缔组织和平滑肌组成的被膜，被膜组织伸入腺实质，构成隔，约占实质的 1/3（图 18-18）。

2.腺泡 腺腔较大，腔面形状不规则，由于腺上皮形成皱襞所致。腔内有圆形或椭圆形染成红色的凝固体，呈同心圆排列。若凝固体钙化则形成前列腺结石（图 18-19）。

图 18-18 前列腺 HE 40×
1.腺泡 2.平滑肌

图 18-19 前列腺 HE 100×
1.腺泡 2.腺上皮 3.前列腺凝结体 4.平滑肌

[高倍镜观察] 同一腺泡的腺上皮形态不一，多为单层柱状或假复层柱状上皮，亦可有单层立方或单层扁平上皮（图 18-20）。

图 18-20　前列腺　HE　400×

1. 腺上皮　2. 单层柱状上皮　3. 假复层纤毛柱状上皮　4. 单层立方上皮　5. 平滑肌　6. 前列腺凝结体

四、输 精 管

[取材]　人的输精管

[染色]　HE

[低倍镜观察]　管壁分为黏膜、肌层和外膜三层（图 18-21）。

1. 黏膜　上皮为假复层纤毛柱状，固有层为结缔组织。黏膜突入管腔形成皱襞。

2. 肌层　很厚，由内纵、中环、外纵三层平滑肌纤维构成。

3. 外膜　由结缔组织组成。

图 18-21　输精管前列腺　HE　400×

1. 黏膜　2. 肌层　3. 外膜　4. 假复层纤毛柱状上皮

男性生殖系统实训练习

_____年_____月_____日   第_____周   星期_____   记分_____

一、知道它们是什么器官吗（20 分）

仔细观察下列图片，在横线上填上器官名称。

图 18-01 男性生殖系统 HE 40 ～ 100×

a._____   b._____   c._____   d._____

二、看图填空（50分）

图 18-02　睾丸　HE　40×

1.＿＿＿＿＿＿＿＿＿　　2.＿＿＿＿＿＿＿＿＿

图 18-03　睾丸　HE　40×

1.＿＿＿＿＿＿＿＿＿　　2.＿＿＿＿＿＿＿＿＿

3.＿＿＿＿＿＿＿＿＿　　4.＿＿＿＿＿＿＿＿＿

图 18-04　睾丸　HE　100×

1.＿＿＿＿＿＿＿＿＿　　2.＿＿＿＿＿＿＿＿＿

图 18-05　生精小管　HE　400×

1.＿＿＿＿＿＿＿＿＿　　2.＿＿＿＿＿＿＿＿＿

3.＿＿＿＿＿＿＿＿＿　　4.＿＿＿＿＿＿＿＿＿

5.＿＿＿＿＿＿＿＿＿　　6.＿＿＿＿＿＿＿＿＿

7.＿＿＿＿＿＿＿＿＿

图 18-06　睾丸　HE　40×

1._____　2._____

图 18-07　睾丸　HE　40×

1._____　2._____

图 18-08　睾丸　HE　40×

1._____　2._____

3._____

图 18-09　男性生殖系统　HE　40×

1._____　2._____

三、绘图（30 分）

请同学们绘制高倍镜下的各级生精细胞一至两个，并用文字标示出来。

图 18-010　生精小管　HE　400×

批阅教师签名：＿＿＿＿＿＿

＿＿＿＿年＿＿月＿＿日

实验十九　女性生殖系统实验

【学习目标】

1. 熟悉卵巢皮质的结构。
2. 掌握各级卵泡的结构特点。
3. 掌握黄体的结构与功能。
4. 熟悉子宫壁的分层。
5. 掌握增生期和分泌期子宫内膜的结构特点。
6. 熟悉静止期乳腺的微细结构，了解活动期乳腺的微细结构。
7. 掌握子宫颈黏膜的结构特点。
8. 了解输卵管的微细结构。

【实验内容】

一、卵　巢

[取材]　兔的卵巢

[染色]　HE

[肉眼观察]　标本为卵圆形，周围部分为皮质，可见大小不等的空泡，即发育中的卵泡。中央着色较浅的狭窄部分为髓质。

[低倍镜观察]

1. 被膜　由表面的单层扁平或立方上皮及深面薄层结缔组织的白膜组成（图 19-1 ～图 19-3 ）。

2. 皮质　占卵巢的大部分，含许多大小不一的各期卵泡，卵泡间为富含梭形细胞的结缔组织（图 19-4 ）。

图 19-1　卵巢整体观　HE　40×
1. 白膜　2. 皮质　3. 髓质　4. 卵泡

图 19-2　卵巢　HE　40×
1. 白膜　2. 单层扁平或立方上皮　3. 结缔组织　4. 卵泡

图 19-3 卵巢 HE 40×
1. 白膜 2. 单层扁平或立方上皮 3. 结缔组织 4. 卵泡

图 19-4 卵巢 HE 100×
1. 白膜 2. 皮质 3. 原始卵泡 4. 初级卵泡
5. 次级卵泡 6. 闭锁卵泡

3. 髓质 狭小，由疏松结缔组织构成，血管较多。皮质和髓质无明显的界线（图 19-5、图 19-6）。

图 19-5 卵巢髓质 HE 40×
1. 髓质 2. 皮质 3. 卵泡

图 19-6 卵巢髓质 HE 40×
1. 髓质 2. 皮质 3. 黄体

[高倍镜观察] 重点观察各期发育的卵泡。

1. 原始卵泡 位于皮质浅部，数量很多。体积小，由中央一个初级卵母细胞和周围一层扁平的卵泡细胞构成。卵母细胞较大，胞核大而圆，呈空泡状，核仁明显。卵泡细胞的界线不清楚，胞核为扁圆形（图 19-7、图 19-8）。

2. 初级卵泡 中央仍为初级卵母细胞，体积稍大，周围是单层立方或矮柱状或多层卵泡细胞，卵细胞与卵泡细胞间有一层嗜酸性的透明带（图 19-9、图 19-10）。

3. 次级卵泡 卵泡细胞间出现大小不一的腔隙或合并成一个大腔，即卵泡腔，内含卵泡液。初级卵母细胞和周围的一些卵泡细胞被挤至卵泡一侧，形成卵丘。卵细胞增大，紧靠卵细胞的一层卵泡细胞成为柱状，呈放射状排列，即放射冠。另一部分卵泡细胞分布在卵泡壁的腔面，称为粒层。卵泡壁外面为卵泡膜，由结缔组织构成，分内外两层，内膜层含细胞和小血管较多，外膜层含纤维多（图 19-11 ～图 19-13）。

4. **成熟卵泡** 是卵泡发育的最后阶段，体积增大至直径 1cm 左右，向卵巢表面突出。切片中无成熟卵泡（图 19-14、图 19-15）。

5. **闭锁卵泡** 即退化的卵泡，可发生在卵泡发育的各期，故闭锁卵泡的结构不完全相同。表现为卵细胞形状不规则或萎缩消失，透明带皱缩，卵泡壁塌陷等（图 19-16、图 19-17）。

图 19-7　原始卵泡　HE　400×

1. 原始卵泡　2. 初级卵母细胞　3. 卵泡细胞

图 19-8　原始卵泡　特染　400×

1. 原始卵泡

图 19-9　初级卵泡　HE　400×

1. 初级卵泡　2. 初级卵母细胞　3. 卵泡细胞　4. 透明带

图 19-10　初级卵泡　HE　100×

1. 初级卵泡

图 19-11　次级卵泡　HE　400×

1. 次级卵泡　2. 初级卵母细胞　3. 透明带
4. 卵泡细胞　5. 卵泡腔　6. 卵泡膜

图 19-12　次级卵泡　HE　100×

1. 次级卵泡　2. 卵泡腔　3. 卵泡液
4. 卵丘　5. 颗粒层　6. 卵泡膜

6.间质腺　是次级卵泡退化时，卵泡膜内膜层细胞变肥大，呈多边形，胞质为空泡状，着色浅。这些细胞被结缔组织和血管分隔成细胞团或索，即间质腺。兔的间质腺较多（图19-18）。

图 19-13　卵丘　HE　400×

1.放射冠　2.透明带　3.初级卵母细胞　4.卵丘　5.卵泡液

图 19-14　成熟卵泡　HE　100×

图 19-15　成熟卵泡　HE　40×

1.初级卵母细胞　2.放射冠　3.卵泡腔　4.卵泡液

图 19-16　闭锁卵泡　HE　40×

图 19-17　闭锁卵泡　HE　100×

1.闭锁卵泡　2.透明带

图 19-18　间质腺　HE　40×

二、黄　体

[取材]　兔的卵巢

[染色]　HE

[高倍镜观察]　黄体体积大，表面包裹结缔组织的被膜，其深面大多数为着色浅的粒黄体细胞，细胞体积较大；少数为着色较深的膜黄体细胞，细胞体积较小。腺细胞之间血管丰富（图 19-19、图 19-20）。

图 19-19　黄体　HE　100×

1.粒黄体细胞　2.膜黄体细胞

图 19-20　黄体　HE　400×

1.粒黄体细胞　2.膜黄体细胞

三、输　卵　管

[取材]　人的输卵管

[染色]　HE

[低倍镜观察]　管壁由黏膜、肌层和浆膜构成。重点观察黏膜，其皱襞发达，高而有分支，几乎充满整个视野（图 19-21）。

[高倍镜观察]

1.黏膜　表面为单层柱状上皮，纤毛明显，固有膜为薄层疏松结缔组织。

2.肌层　为内环、外纵两层平滑肌。

3.外膜　为浆膜（图 19-22）。

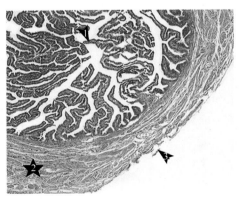

图 19-21　输卵管　HE　40×

1.黏膜　2.肌层　3.浆膜

图 19-22　输卵管　HE　400×

1.单层柱状上皮　2.纤毛细胞　3.分泌细胞

四、子宫（增生期）

[取材]　人的子宫

[染色]　HE

[低倍镜观察]　分辨子宫壁的内膜、肌层和浆膜层。

1.内膜　由单层柱状上皮和较厚的固有层组成。固有层中含子宫腺，为直管腺，数量不多。螺旋动脉较少（图 19-23、图 19-24）。

图 19-23　子宫壁　HE　40×

图 19-24　子宫内膜（增生期）　HE　40×
1.单层柱状上皮　2.固有层　3.子宫腺

2.肌层　很厚，由许多平滑肌束和结缔组织构成。肌纤维排列方向不一致，中部的结缔组织中含血管较多。

3.浆膜　由薄层结缔组织和间皮构成（图 19-25）。

[高倍镜观察]　着重观察内膜。

1.子宫腺　较直，腺腔较小且无分泌物，腺上皮与内膜上皮相同，亦为单层柱状上皮。

2.基质细胞　数量多，呈梭形或星形，细胞界线不清楚，胞核较大为卵圆形（图 19-26）。

图 19-25　子宫肌层　HE　40×

1.肌层　2.浆膜

图 19-26　子宫内膜（增生期）　HE　400×

1.子宫腺　2.螺旋动脉　3.单层柱状上皮

五、子宫分泌期

[取材]　人的子宫

[染色]　HE

[低倍镜观察]　分辨子宫壁三层（图 19-23、图 19-27、图 19-28）。

[高倍镜观察]　着重观察内膜（图 19-29），注意与增生期相比较，将观察结果记录于表 19-1。

图 19-27　子宫内膜（分泌期）　HE　40×

1.固有层　2.子宫腺

图 19-28　子宫内膜（分泌晚期）　HE　100×

1.子宫腺　2.螺旋动脉　3.固有层

图 19-29　子宫内膜（分泌晚期）　HE　400×

1.子宫腺　2.子宫腺分泌物　3.螺旋动脉

表 19-1　子宫内膜增生期与分泌期结构的比较

	增生期	分泌期
内膜厚度		
腺体数量		
腺体结构		
结缔组织		
血管		

六、静止期乳腺

[取材]　人的乳腺

[染色]　HE

[肉眼观察]　标本为乳腺中的一小部分，着蓝紫色的小团组织为乳腺小叶，着色浅的是脂肪组织。

[低倍镜观察]　大部分为结缔组织，其中含有脂肪细胞。乳腺小叶较分散，小叶是由腺泡、导管及疏松结缔组织组成，一般无脂肪组织。小叶间为结缔组织，内含小叶间导管，由复层柱状上皮构成（图 19-30）。

[高倍镜观察]　小叶内腺泡稀少，腺腔狭窄或不明显，与小导管难以分辨（图19-31）。

图 19-30　乳腺（静止期）　HE　40×
1. 小叶内导管　2. 小叶间导管　3. 结缔组织　4. 脂肪组织

图 19-31　乳腺（静止期）　HE　400×
1. 子宫腺　2. 单层柱状上皮　3. 结缔组织

七、分泌期乳腺

[取材]　羊的乳腺

[染色]　HE

[肉眼观察]　标本为乳腺的小部分，被分隔为若干小叶，小叶内有粉红色小圆块，此为腺泡腔内的乳汁。

[低倍镜观察]　腺体发达，结缔组织少。小叶内的腺泡形态不一致，由于处于不同的分泌时期所致。小叶间导管较大，由复层柱状上皮构成（图 19-32）。

[高倍镜观察]　着重观察腺泡。

腺泡由单层上皮围成。有的腺腔内有大量染成红色的乳汁，腺上皮呈扁平或立方状；有的腺腔内无乳汁，腺上皮呈高柱状（图 19-33）。

图 19-32　乳腺（分泌期）　HE　400×
1. 乳腺小叶　2. 结缔组织

图 19-33　乳腺（分泌期）　HE　400×
1. 腺上皮　2. 乳汁　3. 导管

女性生殖系统实训练习

_____年_____月_____日　　第_____周　　星期_____　　记分_____

一、读图（12分）

根据a、b、c、d四幅图中各自的形态结构特点，说出它们器官的名称并填在空格上。

图 19-01　女性生殖系统　HE　40 ～ 400×

a._____　　b._____　　c._____　　d._____

二、看图填空（36分）

1._____

2._____

3._____

图 19-02　卵巢　HE　40×

图 19-03 卵巢皮质 HE 100×

1._____ 2._____卵泡

3._____卵泡 4._____卵泡

5._____卵泡

图 19-04 卵巢皮质 HE 400×

1._____卵泡 2._____卵泡

3._____

图 19-05 初级卵泡 HE 400×

1._____卵泡 2._____

3._____

图 19-06 卵巢皮质 HE 100×

1._____卵泡

图 19-07　次级卵泡　HE　100×

1.＿＿＿＿＿＿＿＿＿　　2.＿＿＿＿＿＿＿＿＿

3.＿＿＿＿＿＿＿＿＿　　4.＿＿＿＿＿＿＿＿＿

图 19-08　次级卵泡　HE　100×

1.＿＿＿＿＿＿＿＿＿　　2.＿＿＿＿＿＿＿＿＿

3.＿＿＿＿＿＿＿＿＿　　4.＿＿＿＿＿＿＿＿＿

5.＿＿＿＿＿＿＿＿＿

图 19-09　卵丘　HE　400×

1.＿＿＿＿＿＿＿＿＿　　2.＿＿＿＿＿＿＿＿＿

3.＿＿＿＿＿＿＿＿＿　　4.＿＿＿＿＿＿＿＿＿

图 19-010　卵巢　HE　40×

1.＿＿＿＿＿＿＿卵泡　2.＿＿＿＿＿＿＿＿＿

图 19-011　子宫壁　HE　40×

1._____　2._____

3._____

图 19-012　子宫内膜　HE　100×

1._____层　2._____

图 19-013　子宫内膜　HE　400×

1._____　2._____

图 19-014　乳腺　HE　100×

1._____　2._____

3._____

三、知道下面是什么组织结构吗（12分）

图 19-015　女性生殖系统　HE　100×

1._____

图 19-016　卵巢　HE　40×

1._____

图 19-017　卵巢　HE　40×

1._____

图 19-018　卵巢　HE　400×

1._____　2._____

四、思考题（15分）

　　仔细观察下列 a、b、c 三幅子宫内膜图片，根据它们的组织结构特征，判断它们属于子宫内膜周期性变化的哪一期？并在空格区注明所属的周期。

a

图 19-019　子宫内膜　HE　40×

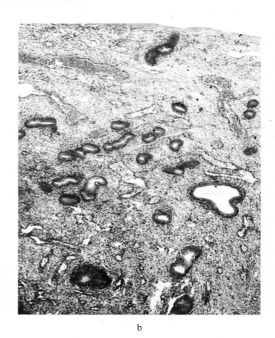

b

图 19-020　子宫内膜　HE　40×

c

图 19-021　子宫内膜　HE　40×

a.＿＿＿＿＿＿＿＿＿＿

b.＿＿＿＿＿＿＿＿＿＿

c.＿＿＿＿＿＿＿＿＿＿

五、绘图（25分）

据题意，按照下列要求绘图。

第一步:绘制一个原始卵泡

原始卵泡

第二步:绘制一个初级卵泡

初级卵泡

第三步:绘制一个次级卵泡

次级卵泡

图 19-022 卵巢 HE 40～400×

批阅教师签名：_____

_____年___月___日

实验二十　人体胚胎早期发育实验

【学习目标】

1. 熟悉卵裂与胚泡的形成过程。
2. 掌握胚泡的组成。
3. 熟悉蜕膜的分部，了解蜕膜的结构。
4. 熟悉三胚层的形成与分化。
5. 熟悉胎膜的组成。
6. 掌握胎盘的组织结构与功能。

【实验内容】

（一）胚胎发育第 1 周（受精到胚泡形成）

1. 观看录像——《人胚早期发育》
2. 观察模型（模型观察时要轻拿轻放）

（1）受精：可见 1 个大的受精卵和 3 个极体，外被透明带。

（2）卵裂：可见 2 个、4 个、8 个卵裂球的受精卵。

（3）桑葚胚：卵裂球数量为 12～16 个。

（4）胚泡：可见滋养层、内细胞群和胚泡腔。

胚泡的壁由单层细胞组成，称为滋养层。胚泡内的腔称为胚泡腔。在胚泡腔的一端有一群细胞，称为内细胞群，并见内细胞群已开始分化出下胚层（黄色）和上胚层（蓝色）。覆盖在内细胞群外面的滋养层细胞，称为极端滋养层。

（二）胚胎发育第 2 周（二胚层胚盘形成）

1. 观看录像——《人胚早期发育》
2. 观察模型

（1）植入：模型显示人胚植入过程及内细胞群的分化。模型同时显示植入后子宫内膜的功能变化。

（2）13 天人胚：可见到下胚层、上胚层、羊膜腔、卵黄囊和体蒂。

（3）二胚层胚盘：圆盘状，由下、上胚层紧密相贴形成。

内胚层向腹侧增生，形成一个由单层扁平细胞围成的囊称卵黄囊。外胚层与极端滋养层之间出现的腔隙，称为羊膜腔。卵黄囊的顶壁与羊膜腔的底壁紧密相贴，称为胚盘。它由内胚层和外胚层组成，外形为椭圆盘状。

由细胞滋养层形成的胚外中胚层，随着胚外体腔的出现，胚外中胚层分为两部分，一部分衬在滋养层内面和羊膜腔外面，另一部分覆盖在卵黄囊外表面，滋养层及胚外中胚层向外突出开成绒毛，这时滋养层称为绒毛膜。连接羊膜腔和细胞滋养层的这一部分胚外中胚层，称为体蒂。

（三）胚胎发育第 3 周（三胚层胚盘形成）

1.观看录像——《人胚早期发育》

2.观察模型

（1）16 天人胚：模型显示外胚层的神经板、原条、原结、中胚层和脊索、内胚层。模型头端可见口咽膜，尾端可见泄殖腔膜。

（2）20 天人胚：模型显示胎盘、体蒂、胎盘边缘保留的部分羊膜和卵黄囊。背面观可见到神经褶、神经沟和 3 对体节；腹面观可见到原始消化管；中部横断面可见到体表的外胚层、神经褶、神经沟、体节、间介中胚层、胚内中胚层脏层和壁层、内胚层。

（3）三胚层胚盘：呈圆盘状，由不同颜色的外、中、内胚层紧密相贴形成。

（四）胚胎发育第 4 周至第 8 周（胚期后期）

1.观看录像——《人胚早期发育》

2.观察模型

（1）22 天人胚：模型显示神经沟已愈合成神经管，体节 7 对，原始消化管形成，体蒂转到胚体腹侧。

（2）25 天人胚：模型显示胚体呈圆柱状，前、后神经孔未闭合，体节 14 对，腹侧出现膨大。胚体中部横断可见神经管、脊索、原始消化管、口咽膜、泄殖腔膜、尿囊及心脏。

（3）28 天人胚：模型显示前、后神经孔均闭合，体节 25 对，心膨大明显，口凹周围出现 3 对鳃弓。

（4）30 天人胚：头明显变大，出现上肢芽和下肢芽，体节 34 对，脐带形成。

（五）胚胎发育第 9 周至出生（胎期）

1.观看录像——《人胚发育》

2.观察胎儿陈列标本　观察各月正常胎儿陈列标本，注意胎儿外形、大小及所见器官的演变。观察双胎、联胎、寄生胎和唇裂、腭裂、无脑儿、脊柱裂等畸形标本。

（六）胎膜

1.观看录像——《人胚发育》

2.观察模型

胎膜的形成与演变：胎膜是受精卵发育形成的一些临时性器官，包括羊膜、卵黄囊、尿囊、脐带和绒毛膜。

模型①：羊膜腔位于胚盘上方，其壁称为羊膜。卵黄囊位于胚盘的下方。羊膜腔与极端滋养层相连的部分称为体蒂。滋养层有绒毛形成，称为绒毛膜。胚外中胚层之间的一个大腔，称为胚外体腔。

模型②：由于胚胎本体（胚盘）的头端生长快，体蒂的位置相对后移。

模型③：体蒂的位置移至胚体的尾端，其内有尿囊（黄色），它是卵黄囊尾侧向体蒂长出的一条盲管。体蒂和卵黄囊壁内有血管形成。

模型④：由于胚盘向腹侧包卷，与胚盘周缘相连的羊膜也跟着向胚盘腹侧面包卷，使体蒂及其中的尿囊与卵黄囊靠拢，同时卵黄囊与中肠相连的部分变窄。绒毛膜上的绒毛比较发达，均匀地覆盖着整个绒毛膜的表面。

模型⑤：随着胚体的包卷和羊膜腔迅速扩大，结果使体蒂、尿囊、卵黄囊、血管和胚外中胚层等都挤到胚体的腹侧，形成一条圆柱状结构，称为脐带。此时，卵黄囊逐渐退化，胚外体腔变小。一部分绒毛发达，另一部分逐渐退化。

（七）胎盘（胎盘与子宫壁的关系）

1.观察大体标本　足月胚胎盘为圆盘状，直径为 15 ～ 20cm，平均厚度为 2.5cm，重约 500g，母体面呈暗红色，凹凸不平，分 15~20 个胎盘小叶。胎儿面呈灰白色，表面光滑有羊膜覆盖。近中央处有脐带附着，脐带内含一对脐动脉和一条脐静脉。

2.观察模型

（1）模型①（第三周）：胚泡植入子宫前壁内膜进行发育（常见的植入部位是后壁）。蜕膜可分三部分：位于胚胎深面的称底蜕膜，覆盖在胚胎表面的称包蜕膜，其余部分的蜕膜称壁蜕膜。

（2）模型②（第五周）：由于胚胎逐渐扩大，向子宫方向突出，与包蜕膜相邻接的绒毛逐渐退化，称为平滑绒毛膜，与底蜕膜相邻接的绒毛则不断生长和扩大范围，称为丛密绒毛膜。

（3）模型③（第八周）：胎儿的丛密绒毛膜与母体的底蜕膜共同组成胎盘。对照模型搞清绒毛主干、绒毛、胎盘隔、绒毛间隙的位置和相互关系。搞清母体的血液与胎儿血液是否相混？母体与胎儿之间的物质交换要通过哪些结构？

在模型上指出下列结构：羊膜、平滑绒毛膜、包蜕膜、壁蜕膜、羊膜腔、胚外体腔和子宫腔。

人体胚胎早期发育实训练习

_____年_____月_____日　　第_____周　　星期_____　　记分_____

一、仔细观察"受精与卵裂"模式图，分清胚泡的形成（15分）

图 20-01　卵裂与胚泡的形成示意

二、绘图（15分）

完成卵裂与胚泡形成。

注意：请你在下列的方框内绘制一个胚泡，并用线条连接左边相对应的文字。

极端滋养层

内细胞群

胚泡腔

滋养层

胚泡

图 20-02   卵裂与胚泡的形成

三、看图填空（11 分）

a. (   )
b. (   )
c. (   )
d. (   )
e. (   )
f. (   )
g. (   )
h. (   )
k. (   )
p. (   )
t. (   )

图 20-03   二胚层的形成（第 14 天）示意

四、这是胚胎第 20 天的中胚层早期分化及神经管形成示意图，你知道图中的数字代表什么含义吗（15 分）

图 20-04　神经管形成及中胚层早期分化示意

1.＿＿＿＿＿＿　2.＿＿＿＿＿＿　3.＿＿＿＿＿＿　4.＿＿＿＿＿＿　5.＿＿＿＿＿＿

五、把下列文字与图片中相对应的组织结构用直线连接起来。（14 分）

椎骨　脊髓　表皮
卵巢　胸膜腔
肠黏膜上皮　肝小叶

图 20-05　三胚层早期分化示意

六、看图连线（16 分）

用线条把图中胚胎结构与两边相对应的名称一一连接起来。

包蜕膜　底蜕膜
羊膜　子宫腔
壁蜕膜　子宫颈
平滑绒毛膜　丛密绒毛膜

图 20-06　植入部分与蜕膜关系示意

七、这是什么器官？能说出它们的结构名称吗？试一试吧（14 分）

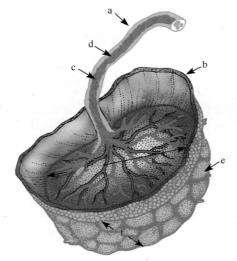

图 20-07　胎盘的外形示意

a.＿＿＿＿＿＿＿＿　　　b.＿＿＿＿＿＿＿＿　　　c.＿＿＿＿＿＿＿＿　　　d.＿＿＿＿＿＿＿＿

　　　e.＿＿＿＿＿＿＿＿　　　f.＿＿＿＿＿＿＿＿　　　g.＿＿＿＿＿＿＿＿

批阅教师签名：＿＿＿＿＿＿

＿＿＿＿年＿＿月＿＿日